CODI HIPNOSI

MANUAL D'HIPNOSI I AUTOHIPNOSI ESTRATÈGICA

GUIA PRÀCTICA AMB ÀUDIOS I GUIONS PEL CANVI MENTAL

hipnoSI.cat

JORDI LLOBERAS GAMBIN

2026

“L'autoritat no es demana, s'exerceix”.

Vivim en la dictadura dels “bons propòsits” que mai arriben a executar-se. Ens hem convertit en espectadors passius d'una ment que sembla anar per lliure, arrossegada per inèrcies biològiques que no comprenem.

En aquestes pàgines, Jordi Lloberas et lliura les claus d'accés a la teva pròpia infraestructura mental. No trobaràs consells buits ni frases per emmarcar, trobaràs un protocol operatiu pràctic, fruit de tres dècades a la primera línia del conflicte humà i infinites hores de sessions d'hipnosi.

CODI HIPNOSI és l'eina definitiva per a aquells que han decidit que ja n'hi ha prou de negociar amb la seva pròpia ombra. És el moment de deixar de ser el passatger i convertir-te, d'una vegada per totes, en l'Administrador.

Benvingut a la teva Sobirania Mental.

Autor.
Jordi Lloberas Gambin

info@hipnosi.cat

Primera edició Abril 2026.

Editat per hipnosi.cat

Dipòsit Legal: B-8850/2026

ISBN: 978-84-09-85034-1

Per la meva família, Laura, Geòrgia i Jordi, que sempre hi són i als quals dedico la meva vida.

Pel Suso @Celticsoft, que ha «vertebrat» aquest projecte des de la part tècnica i estructural.

Amb molt d'afecte pel Luis Gil i l'Ivan Lentijo, que em varen donar les eines i la visió del que jo era capaç de fer.

Per tu, lector, desitjo que n'extreguis el màxim de suc d'aquest manual pràctic i et millori la vida i la dels qui t'envolten.

AVÍS LEGAL

Aquest manual no pretén substituir ni contrariar cap diagnòstic, tractament o recomanació mèdica professional.

CODI HIPNOSI. RECLAMA EL CONTROL

Aquí recullo el bagatge i les hores de consulta que han donat forma al protocol HipnoSI creat per Jordi Lloberas, especialista en hipnosi Ericksoniana, autohipnosi estratègica i creixement personal. L'objectiu exclusiu és documentar aquestes tècniques i oferir eines complementàries per a la millora personal a aquelles persones que ho desitgin lliurement.

Les eines que trobaràs en aquestes pàgines —des de la hipnosi Ericksoniana fins a la biodescodificació— s'han de concebre com un procés d'aprenentatge i creixement conscient.

RECOMANACIÓ

Si pateixes qualsevol condició mèdica, psicològica o psiquiàtrica, consulta sempre un professional sanitari qualificat abans d'aplicar qualsevol tècnica aquí descrita. Aquest llibre complementa, però mai substitueix, l'atenció mèdica professional.

Ets tu qui decideix com i quan aplicar aquestes eines. La teva responsabilitat és el primer pas per reclamar el control que busques.

Fins que l'inconscient no es faci conscient, el subconscient dirigirà la teva vida i tu, l'anomenaràs destí.

Carl Gustav Jung

Índex de continguts

PRÒLEG

Si tens aquest llibre a les mans, el sistema ha fallat.

Mentre escric aquestes línies, encara porto l'uniforme de mosso d'esquadra. Soc part de la sisena promoció, la de l'any 1992, i caporal des del 1997. He passat més de tres dècades a les trinxeres de la seguretat pública, garantint que la llei es compleixi a fora, als carrers.

Però l'any 2012, el meu propi sistema operatiu va col·lapsar.

La crisi no avisa. No l'importa quants galons portis ni quants anys fa que patrulles. Quan el teu codi font està espatllat, la pantalla comença a llençar errors; ansietat, bloquejos, pèrdua de sentit. Jo intentava arreglar-ho des de fora, com qui intenta netejar una taca en una pel·lícula fregant la pantalla del televisor. Un esforç inútil.

En aquell moment vaig entendre que l'ordre extern és una il·lusió si no domines el codi intern.

Durant els darrers anys, he compaginat la meva tasca policial amb la hipnoteràpia Ericksoniana a hipnosi.cat. He viscut una doble vida estratègica, de dia, mantenint la disciplina i l'ordre jeràrquic, de nit (i en cada minut lliure), entrant a la consola de comandaments de la ment humana per des-programar traumes, addiccions i pors.

He vist com persones que portaven dècades presoneres de la seva pròpia biologia trencaven les cadenes en qüestió de minuts quan aprenien a prémer les tecles correctes.

En acabar la meva carrera al cos deixaré enrere l'uniforme, però no la missió. Aquest llibre no és una lectura d'entreteniment, és el meu llegat de transició.

És un manual d'enginyeria inversa on he filtrat tot el que és teòric per quedar-me només amb el que és efectiu.

La hipnosi no és mística, és una eina de precisió. La majoria de la gent executa un programari heretat, ple de virus i de línies de codi escrites per altres, els pares, l'escola o la societat.

Estàs a punt de creuar el Factor Crític. Estàs a punt de deixar de ser un usuari passiu per convertir-te en l'administrador del teu propi sistema. No em demanis que sigui suau. Com a caporal, sé que per restablir l'ordre de vegades cal ser directe i incisiu.

En aquest manual trobaràs les eines necessàries per, amb una mica de constància, amor, paciència i dedicació a tu mateix, resoldre allò que en aquests moments et pugui semblar difícil o impossible.

Pren les teves notes, agafa post-it i marca les pàgines que més t'interessin per tal de fer més accessible aquesta informació. Et desitjo de tot cor que treguis el màxim rendiment i profit a aquest recull de coneixement i experiència de multitud de sessions d'hipnosi i de tantes persones amb les quals he tingut el plaer de treballar, ajudar i ser testimoni dels grans canvis i avenços.

Benvingut al control real.

COM UTILITZAR AQUEST MANUAL

Aquest no és un llibre de lectura, és un llibre d'entrenament. Si busques teoria per omplir el temps, t'has equivocat de prestatgeria. Si el que vols són resultats, segueix aquestes instruccions al peu de la lletra:

1. No saltis etapes.

El llibre està dissenyat com un protocol seqüencial. La Fase 1 (Desconstrucció) prepara el teu Factor Crític per acceptar el canvi. La Fase 2 (Descodificació) t'ensenya a llegir el missatge del teu cos. I la Fase 3 (Reprogramació) és on executem el nou codi. Si vas directament als guions sense entendre com funciona el teu sistema, estaràs intentant instal·lar un programari modern en un ordinador sense corrent elèctric.

2. Trobaràs codis QR que pots escanejar per descarregar al teu dispositiu àudios d'hipnosi inclosos en aquest llibre.

3. El Diari del Trànsit Hipnòtic.

Tingues una llibreta i bolígraf al costat durant els exercicis. El subconscient parla en metàfores i sensacions fugaces — anota els teus pensaments immediatament o ho oblidaràs.

4. Compromís vint-i-un dies.

Quan arribis al protocol **CODI ARA**, compromet-te 15 minuts al dia durant vint-i-un dies seguits. El cervell necessita repetició i intensitat per consolidar nous camins neuronals.

5. Seguretat.

Mai escoltis els àudios d'hipnosi ni facis exercicis de trànsit hipnòtic mentre condueixes o operes maquinària. Necessites tota la teva atenció cap a dins. Busca un lloc tranquil on et puguis relaxar i utilitza auriculars.

INTRODUCCIÓ

L'ADÉU A LA IL·LUSIÓ DEL CONTROL

Benvingut al teu Protocol de Demolició

Com et deia al pròleg si tens aquest llibre a les mans, el sistema ha fallat. Has intentat "viure sa", "ser positiu", "deixar de fumar" o "aprimar-te" amb l'eina única que la societat et ven, la força de voluntat. I aquí ets, frustrat, amb el mateix buit a l'estómac, la mateixa ansietat nocturna o el mateix pes emocional que et lliga. Jo et diré la veritat incòmoda, la teva voluntat és una bateria petita que s'esgota a les 5 de la tarda. Aquest llibre no et demanarà que t'esforcis més, et mostrarà com deixar de lluitar contra tu mateix.

Aquest no és un llibre de cap de setmana. És un protocol de demolició controlada. El mètode HipnoSI —que he desenvolupat combinant hipnosi Ericksoniana, biodescodificació i freqüències terapèutiques— no tracta símptomes, opera directament sobre la causa arrel, el teu sistema operatiu subconscient. Imagina la teva ment com un telèfon mòbil, la majoria intenta netejar la pantalla quan el problema és al programari intern. Aquí, t'ensenyaré a entrar en aquest telèfon, reprogramar-te i sortir-ne actualitzat i renovat.

CAPÍTOL 1. LA PRESÓ NEURONAL I L'ARQUITECTURA DE LA MENT

1.1 L'engany de la ment conscient. Només un 5%

Vivim sota la dictadura del 5%. La neurociència diu, la teva ment conscient —aquella veu analítica que creu prendre decisions— només governa una fracció mínima de la teva vida. El 95% restant és una maquinària biològica ancestral que executa programes de supervivència, trauma i herència transgeneracional.

Pensa-ho, quantes vegades has dit "demà ho deixo" i l'endemà has repetit el mateix? No és feblesa, és enginyeria. La hipnosi que practiquem aquí no és màgia ni espectacle televisiu. És tecnologia de la consciència, utilitza freqüències sonores (432 Hz.) per ajudar a desactivar el Factor Crític —el tallafoc de la ment conscient— i permetre que la teva biologia passi de programes de malaltia a programes de llibertat.

OBJECTIU ESTRATÈGIC. LA TEVA TRANSFORMACIÓ EN TRES FASES.

Perquè aquest llibre assoleixi la seva funció el dividirem en tres fases d'enginyer.

Fase 1. Desconstrucció (L'Ombra de Carl Gustav Jung)

Identificarem els programes tòxics que corren pel teu subconscient. No pots canviar el que no veus. Utilitzarem el bisturí de Jung —cinc preguntes que tallen les mentides diàries— per revelar l'ombra i els beneficis secundaris dels teus símptomes.

Fase 2. Descodificació (Biodescodificació)

Aprendràs a llegir el teu cos com un mapa. Cada mal de cap, al·lèrgia o quilo de més és una solució biològica a un conflicte emocional no resolt. Basat en el Dr. Christian Flèche i el Dr. Hamer, descodificarem el llenguatge del teu cos.

Fase 3. Reprogramació (Mètode HipnoSI)

Instal·larem nous guions subconscients amb el comando ARA- que aprendràs més endavant- per segellar el canvi. Al final, no només et curaràs tu, tindràs les eines per guiar altres en trànsit segur. Reconstruirem la teva essència pura, de les runes a la majestuositat.

Aquestes fases no són seqüencials, es reforcen mútuament. Preparat per demolir i reconstruir?

Per què el cervell et traeix?

Per dominar la hipnosi, i especialment l'autohipnosi, primer has de conèixer la màquina que manipularàs, el cervell humà. No podem parlar de canvi profund si ignorem per què el teu cervell resisteix feroçment qualsevol ruptura de rutina, encara que aquesta et porti a la malaltia o l'autodestrucció.

Aquest capítol és el teu mapa d'enginyeria neuronal. Desmuntarem la presó en què vius i et donarem les claus per alliberar-te per sempre.

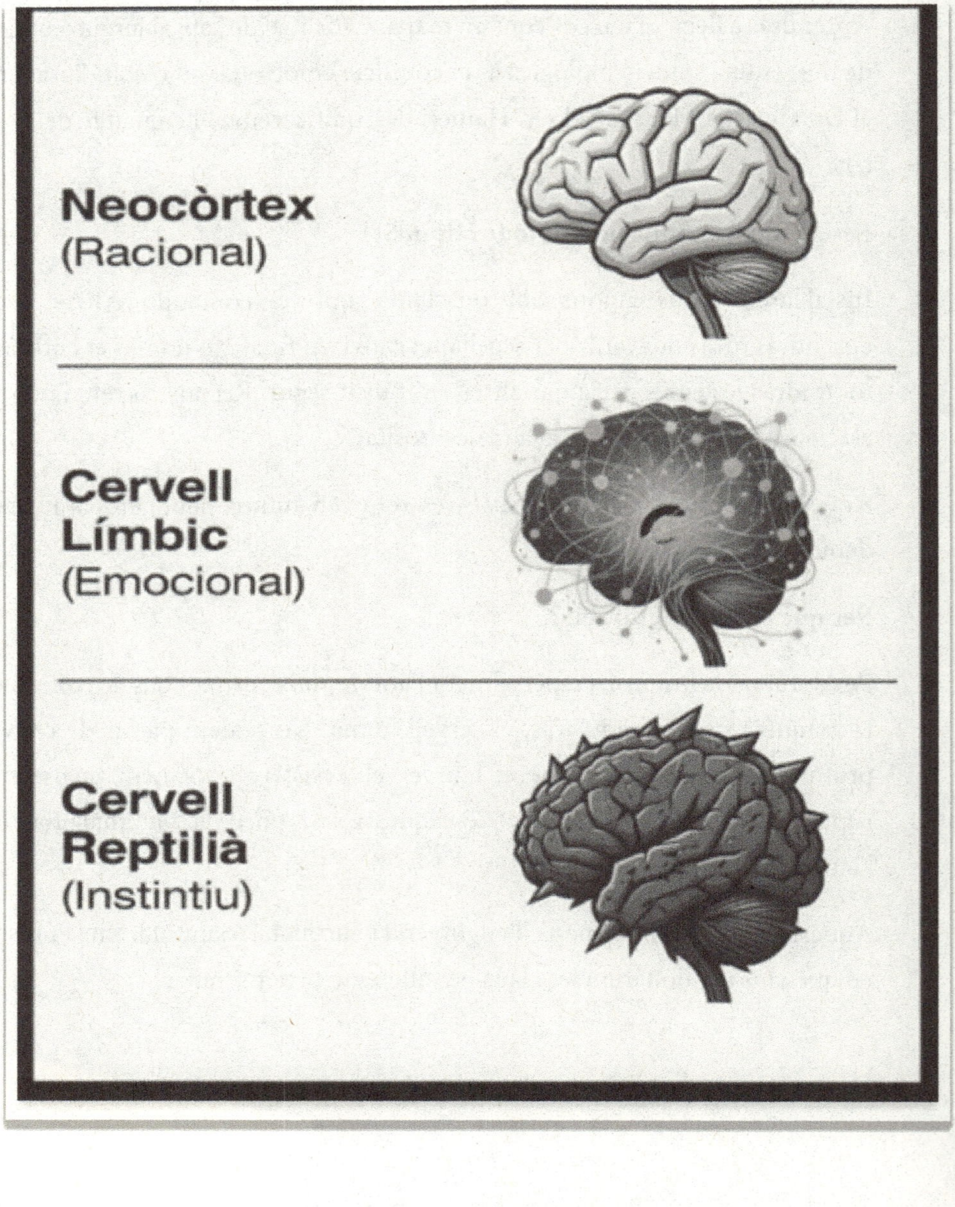

El Cervell. Una Màquina en Conflicte Permanent

EL CERVELL TRIÚNIC. RÈPTIL, LÍMBIC, NEOCÒRTEX

L'ésser humà no té un cervell, en té tres, superposats evolutivament, i rarament es posen d'acord. Aquest model de Paul MacLean (el cervell triúnic) explica per què la lògica perd sempre contra l'instint.

El Cervell Reptilià (L'Instint Bàsic)

La base ancestral. Controla la supervivència pura; respiració, ritme cardíac, gana, fugida o lluita. No pensa, reacciona en mil·lisegons. Si sents que "no pots controlar" un atac de ràbia, gana incontrolable o por irracional, hi ha el teu cervell rèptil al comandament. Exemple, durant una discussió, has sentit el cos accelerat abans que la ment digui res? Això és el teu cervell reptilià prioritzant supervivència.

El Sistema Límbic (L'Emoció i la Memòria)

El cervell dels mamífers. Aquí viuen records, traumes, lligams afectius i emocions. És la química del cos, l'amígdala, converteix sentiments en ordres hormonals (cortisol per estrès, serotonina per felicitat). La hipnosi opera aquí directament, reprogramem emocions emmagatzemades com a veritats absolutes.

Cas real, l'Adela, tenia fòbia a l'aigua des dels 3 anys d'edat, en trànsit hipnòtic, vam dissoldre el trauma límbic i es va banyar l'endemà.

El Neocòrtex (La Lògica Feble)

La capa més jove i humana. És la que llegeix això, planeja i analitza. Intel·ligent, però energèticament feble, només el 5% del control. És el "geni" intentant donar ordres a un elefant de sis tones (el subconscient). Quan el neocòrtex diu "a dieta!" però el límbic crida "menja per confort, per aturar l'ansietat!", l'elefant guanya.

1.2 El Genet i l'Elefant. La Metàfora

Per fer-ho visual, Jonathan Haidt ens regala la imatge perfecta, dins teu hi ha un genet i un elefant.

Per canviar alguna cosa, primer has d'entendre com està estructurat. La teva ment té dos nivells:

- La ment conscient (El Genet). És la part lògica, crítica, analítica i racional. És la que llegeix aquestes línies. Creu que mana, però només controla el 5% de la teva vida.

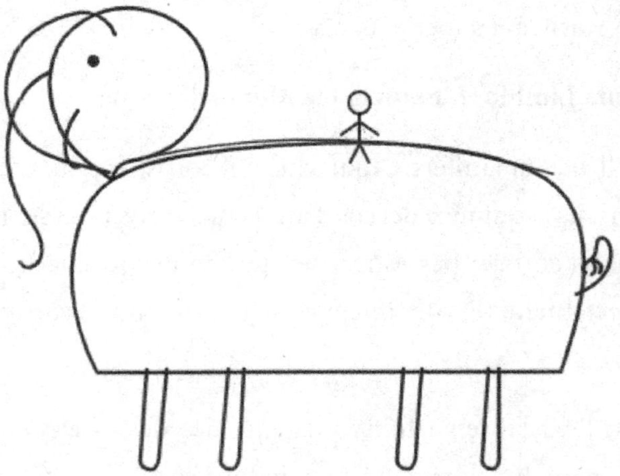

- La ment subconscient (L'Elefant). És un gegant emocional que gestiona hàbits, batecs del cor i pors. No entén lògica, només supervivència i emocions.

Quan el genet vol anar a l'esquerra (aprimar-se) però l'elefant a la dreta (menjar per ansietat), l'elefant guanya sempre. La hipnosi és el llenguatge per parlar directament a l'elefant i fer-lo canviar de direcció cap allà on tu vols anar.

Cas real. L'Antoni, fumava des de fa més de 50 anys (va començar als onze), continuava fumant per "controlar l'estrès". El genet sabia que era dolent, l'elefant el veia com a "pau de supervivència". A HipnoSI, vam negociar amb l'elefant, ara en comptes de fumar respira pur.

1.3 El Factor Crític. El Firewall de la teva ment

Imagina que el teu subconscient és una caixa forta on es guarden totes les teves veritats i programes de supervivència. Davant d'aquesta caixa forta, hi ha un vigilant armat, el Factor Crític.

Aquest vigilant té una missió, rebutjar qualsevol idea que no coincideixi amb el que ja hi ha dins. Si el teu subconscient diu "fumar em protegeix de l'ansietat", i jo et dic "fumar et mata", el Factor Crític agafarà la meva frase i la llançarà a la paperera. Per això els consells de la família, els amics i els metges no funcionen (en la majoria de les ocasions).

La hipnosi és l'art de distreure el vigilant. Mitjançant la focalització ocular, la relaxació muscular i la saturació sensorial, fem que el Factor Crític s'adormi o miri cap a una altra banda, i això ens permet introduir la clau (el mètode HipnoSI) i obrir la caixa forta per canviar el contingut.

La clau. Has de consentir-ho, el subconscient rebutja canvis no positius, per tant, és imprescindible que estiguis d'acord en aquesta "reprogramació". La predisposició és bàsica per aconseguir una transformació real i duradora.

Exercici. observa un consell que ignores (exemple "fes esport"). Nota com el Factor Crític el descarta, és el teu primer enemic.

1.4 L'engany de la voluntat i l'homeòstasi

Per què és tan difícil canviar? Perquè el teu subconscient estima l'Homeòstasi (l'equilibri). Per a la teva biologia, si ahir vas sobreviure fumant o tenint ansietat, vol dir que aquest comportament és "segur". El canvi, encara que sigui per a millor, és interpretat com un risc.

Hem de tenir en compte que la funció principal del nostre subconscient és garantir la nostra supervivència tal com suggeria Sigmund Freud, qui va establir les bases de la teoria del subconscient com a sistema que regula instints primaris de supervivència —com la fam, la por i la reproducció— per protegir-nos automàticament, sovint en conflicte amb la ment conscient.

Aquí és on la voluntat falla. La voluntat és una funció del neocòrtex que consumeix una quantitat enorme d'energia, es desgasta. En canvi, el subconscient no es cansa mai, és un programa que corre en bucle les 24 hores. Inclou tots els processos automàtics, hàbits, memòries que no utilitzem en aquest moment i coneixements apresos. Guanyar-li una batalla al subconscient amb la voluntat és com intentar buidar el Mediterrani amb una cullereta de cafè.

Exercici. escriu 3 hàbits "segurs però tòxics". Pregunta't, què perdo si canvio?

____

____

____

____

____

____

Diferència entre subconscient i inconscient.

La manera més senzilla de distingir-los és pensar en el conscient com allò que està il·luminat per un focus, el subconscient com allò que està a la penombra però accessible, i l'inconscient com allò que està completament a la foscor, tancat amb clau. En resum, si pots recordar una cosa fent una mica de memòria, aquesta es trobava al subconscient. Si necessites descobrir una cosa que t'està afectant sense saber-ho (a través de teràpia, per exemple), probablement estava a l'inconscient.

1.5 Biodescodificació. El Crit del Cos

En aquest protocol no tractem símptomes com si fossin avaries aïllades, nosaltres descodifiquem conflictes. El cos no s'equivoca mai, cada molèstia és una solució biològica que el teu Pilot Automàtic ha trobat per gestionar una emoció que no has sabut processar conscientment.

Quan el sistema entra en estrès, el pilot automàtic activa respostes d'emergència que anomenem "malalties" o "símptomes". Aquí en tens alguns exemples d'aquesta lògica.

Sobrepès. No sol ser falta d'exercici, sinó una necessitat inconscient de protecció. El cos "es fa gran" o crea una cuirassa per protegir-se davant d'amenaces externes o per no ser "menjat" en un entorn on se sent vulnerable.

Addiccions. Funcionen com una anestèsia emocional. Són el recurs que el sistema executa per silenciar el dolor de sentir que els nostres territoris (personals, laborals o afectius) han estat envaïts o que no tenim sortida.

Mal de cap. Sovint respon a conflictes de separació o a un intent desesperat de l'Administrador (la teva part lògica) per controlar el que només es pot resoldre sentint.

Exercici. inventari de símptomes.

No passis full sense fer aquesta auditoria interna. El teu Pilot Automàtic t'està enviant senyals clars.

Agafa paper i boli i escriu els teus 3 bloquejos principals (físics o emocionals).

Busca la seva "lògica biològica". No et quedis amb la superfície, busca a internet o en diccionaris de biodescodificació què diu la biologia sobre el teu símptoma concret.

Pregunta't sense filtres, "per a què em serveix això que sento? De què m'està protegint realment?".

La clau. Un cop entens el codi del missatge, el crit del cos (el símptoma) ja no té raó de ser i pot començar a dissoldre's.

1.6 Freqüències de Ressonància. La biologia del trànsit hipnòtic

Per entrar en el "Nivell Administrador" del teu cervell, hem de canviar les ones cerebrals en les quals navega la nostra ment.

1. Ones Gamma (+30 Hz.**). L'Estat de Flux.**

És el pic màxim de l'activitat cerebral. Apareixen quan el cervell sintetitza informació de diferents àrees alhora per crear una solució nova.

L'Estat: Epifania, híper focus, rendiment d'elit.

Factor Crític. El "vigilant" és superat per la velocitat del processament. No hi ha temps per al dubte.

Ús. Resolució de problemes complexos i estats de genialitat momentània.

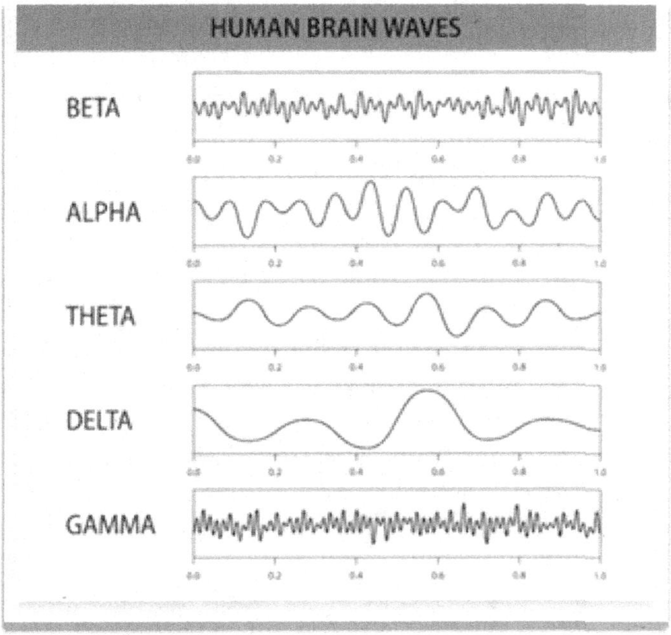

2. Ones Beta (13-30 Hz.**). El Mode Supervivència.**

L'estat de vigília ordinària. És on passes la major part del dia analitzant dades, planificant i reaccionant a l'entorn.

L'Estat: Alerta, lògica, però també estrès i ansietat.

Factor Crític. 100% actiu. És el mur que impedeix que res nou entri al teu subconscient. Aquí és on et baralles amb la realitat.

Ús. Execució de tasques rutinàries i anàlisi de perills.

3. Ones Alfa (8-12 Hz.**). El Pont Cognitiu.**

Quan tanques els ulls i et relaxes, el ritme baixa. Alfa és la porta d'entrada al teu món interior.

L'Estat: Relaxació conscient, visualització, aprenentatge passiu.

Factor Crític. Comença a relaxar-se. La ment es torna més suggerible.

Ús. Creativitat i preparació abans d'una tasca d'alt nivell.

4. Ones Theta (4-7 Hz.**). El Portal de Reprogramació.**

Aquest és el "Sant Grial" de l'automillora. És l'estat dominant en nens fins als set anys, el que explica per què absorbeixen el món sense qüestionar-lo.

L'Estat: Meditació profunda, somnolència, hipnosi.

Factor Crític. Mínim o absent. Les defenses estan baixades. Aquí és on pots desinstal·lar creences limitants i inserir-ne de noves.

Ús. Canvi radical de mentalitat i reprogramació del subconscient. (Aquí treballem en hipnosi)

5. Ones Delta (0.5-4 Hz.). El Taller de Reparació.

La freqüència més baixa. El silenci elèctric del son profund sense somnis.

L'Estat. Inconsciència total. Desconnexió del "Jo".

Factor Crític. Apagat. El cervell està ocupat regenerant el maquinari.

Ús. Recuperació biològica. Sense ones delta a la nit en descans, no hi ha ones beta eficients l'endemà. És el manteniment obligatori del sistema.

La majoria de les persones intenta canviar la seva vida en estat Beta, és un error. Intentar reprogramar-te en Beta (en estat conscient) és com intentar escriure en una llibreta muntant a cavall.

La freqüència de 432 Hz no és una moda. Aquesta freqüència activa el sistema nerviós parasimpàtic, sincronitza els hemisferis cerebrals (reducció fins al 49% de diferències EEG[1]) i facilita ones alfa per una hipnosi profunda i lliure de resistències subconscients, segons estudis neuroacústics facilitant que el sistema nerviós passi del mode "lluita o fugida" (simpàtic) al mode "reparació" (parasimpàtic).

Per què és rellevant en hipnoteràpia

L'EEG demostra com aquesta freqüència pot sincronitzar els hemisferis cerebrals i induir ones alfa (8-12 Hz), associades a relaxació profunda i receptivitat hipnòtica.

---

[1] EEG significa Electroencefalograma. És una tècnica mèdica que mesura l'activitat elèctrica del cervell mitjançant elèctrodes col·locats al cuir cabellut, registrant ones cerebrals (com alfa, beta, theta) per estudiar estats de consciència, ritmes i anomalies neurològiques

CLICA AL SEGÜENT ENLLAÇ O QR I DESCARREGA AQUEST ÀUDIO

MÚSICA-432HZ.-HIPNOSI-CAT

1.7 El protocol tècnic. Preparant el terreny

No pots començar la teva formació com a hipnotitzador (ni autohipnotitzador) sense assimilar aquests fonaments de seguretat com el teu nou ADN professional. Són la base ètica i pràctica que garanteix transformacions segures i profundes.

Confidencialitat i Ètica

Quan accedim al subconscient —propietat o del client o teva— entrem en un temple sagrat. Tot allò que s'hi descobreix mereix el respecte d'un cirurgià: confidencialitat absoluta i zero judici. La confiança dissol el Factor Crític, obrint la porta al canvi real.

Seguretat Física

El trànsit hipnòtic provoca relaxació muscular extrema, equivalent a un estat pre-somnolent. Cal una posició òptima, una cadira amb respatller o butaca estable. Evita estar estirat complet (pots confondre amb son REM) i mastegar xiclet i caramels a la a la boca (risc d'ennuegament).

Troba un espai lliure d'objectes perillosos temperatura agradable.

Autoritat de la Veu

No cal veu de locutor, necessites una veu que creu absolutament el que diu. To Neutral, monòton, ferm, respiració diafragmàtica, pausada. El subconscient detecta el dubte a quilòmetres de distància i tanca la porta. Aquests principis no són opcionals; són el teu codi **no negociable** per treballar amb el subconscient humà..

EL CAPÍTOL EN 3 CLAUS

L'engany del 5%. Deixa de culpar-te per no tenir "força de voluntat". Aquella veueta analítica que creu prendre les decisions tot just governa un 5% de la teva vida. La resta? És un elefant subconscient enorme, dissenyat exclusivament per a la pura supervivència que no entén de raonaments.

El vigilant (o Factor Crític). Tens un porter de discoteca a l'entrada del teu cervell. Si intentes forçar l'entrada a còpia de repetir-te "he de canviar, he de canviar", et tancarà la porta als morros, perquè la voluntat s'esgota ràpidament lluitant contra ell. El truc que fem servir aquí no és cridar més fort, és adormir el vigilant.

El parany de l'Homeòstasi. El teu cervell és, per defecte, un covard conservador. Prefereix una malaltia o un hàbit tòxic que ja coneix (i amb el qual ha aconseguit mantenir-te viu fins avui) abans que un canvi que no sap on et portarà. Si no entens això, l'autoboicot està garantit.

CAPÍTOL 2. L'OMBRA I EL BENEFICI SECUNDARI

LES 5 PREGUNTES QUE EL TEU EGO ODIA (EL MÈTODE JUNG)

2.1 Introducció al Cor Junguià

Aquest és el moment en què el llibre es torna incòmode. Deixa enrere les explicacions teòriques del cervell i entra al cor Junguià, el lloc on la hipnosi deixa de ser una tècnica i es converteix en un mirall brutal. Carl Gustav Jung, el pare de la psicologia profunda, ens va ensenyar que no podem canviar res fins que no afrontem l'Ombra, aquella part de nosaltres mateixos que amaguem, neguem i projectem als altres.

En les meves sessions, en tancar els ulls, fem servir el bisturí de Carl Jung. Si vols resultats d'alt valor, deixa de mentir-te. Aquest capítol no és per llegir-lo, és per sagnar-lo. La hipnosi funciona quan el subconscient admet que ja no necessita protegir-se amb mentides.

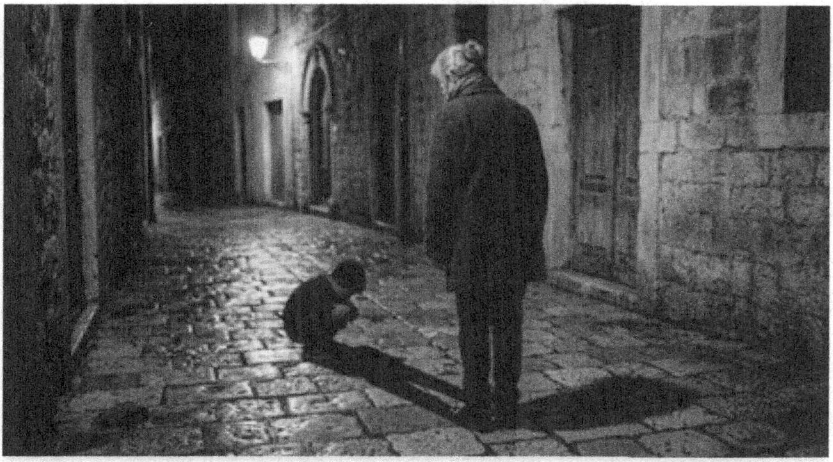

2.2 Les cinc preguntes que el teu ego odia

No són preguntes per respondre superficialment. Cada una revela el benefici secundari dels teus símptomes, aquella raó oculta per la qual el teu subconscient es nega a curar-te, perquè, com bé saps, el teu subconscient no és el teu enemic, és el teu guardià, i fa exactament el que creu que ha de fer per protegir-te.

Aquest capítol analitza aquestes cinc preguntes de poder, una per una. A cada secció trobaràs casos reals, explicacions pràctiques i exercicis per aplicar-ho a la teva vida. Estàs preparat? L'ombra no menteix, i avui et tocarà parlar amb ella.

PREGUNTA 1. PER QUÈ NECESSITES AQUEST PROBLEMA ARA?

Comencem amb la més directa. No preguntem per què tens aquest problema (ansietat, sobrepès, insomni…), sinó per què el necessites ara mateix. El teu símptoma no és un error, és una solució obsoleta que el teu subconscient encara creu útil.

El cas de l'executiu i el cigarret

Recordo en Marc, un directiu de quaranta-dos anys, pare de família i escalador. Venia per deixar de fumar dos paquets diaris. Havia començat quan tenia quinze anys, però res funcionava, ni pegats de nicotina, ni voluntat d'acer. Durant la primera sessió, li vaig fer aquesta pregunta, "Marc, per què necessites fumar ara mateix?"

Va trigar cinc minuts a respondre. Finalment "és l'únic moment del dia en què puc parar, sense cigarret explotaria. Els cigarrets no eren un vici, eren la seva ombra productiva. La seva ment conscient era una màquina de productivitat 24/7: reunions, telèfon, e-mails, dinars de feina, viatges, la família... Però l'ombra, aquella part infantil, imperfecta, necessitava un espai per respirar. El cigarret era el seu únic "no cal produir", "un moment per mi"

Quan, en entrar en hipnosi vàrem donar a la seva ombra un nou ritual de pausa (5 minuts de respiració profunda al despatx), va deixar de fumar definitivament, per sempre. El símptoma va desaparèixer perquè vam resoldre el "per què".

La mecànica del benefici secundari

Jung deia que els símptomes són compensacions. Si la teva vida conscient és 100% "responsabilitat", el subconscient crea un espai per a la rebel·lia. Si ets sempre "fort", et regalarà debilitat. La pregunta 1 t'obre els ulls, el teu problema resol alguna cosa que no estàs veient.

Exercici. Agafa paper i boli i escriu el teu símptoma principal. Després, 10 raons per les quals el necessites ara. Exemples, l'ansietat m'eximeix de demanar un augment, els mals d'esquena em permeten dir NO sense culpa. No jutgis les respostes, l'ombra diu la veritat.

Aquesta pregunta sola pot desbloquejar el 40% dels processos d'hipnosi. Perquè quan el subconscient veu que ja no necessita el símptoma, el deixa anar.

PREGUNTA 2. QUÈ PASSARÀ SI EL TEU DOLOR PRINCIPAL DESAPAREIX?

Imaginem que demà et despertes curat; sense ansietat, sense quinze quilos de sobrepès, sense insomni, què faràs amb la teva vida? Aquesta pregunta revela la por a la llibertat, un concepte que Erich Fromm va explorar, però que Jung ja intuïa, molts preferim la presó coneguda abans que la llibertat desconeguda.

El cas del divorci bloquejat

La Laura, trenta-vuit anys, mestra d'una escola primària, patia atacs de pànic des de feia tres anys. En hipnosi, vam descobrir un trauma infantil. "Laura, què passarà si els atacs desapareixen?" va plorar, "hauria d'afrontar el divorci, els atacs són la meva excusa per no prendre decisions".

Els atacs no eren el problema, eren la seva crossa, sense ells hauria d'enfrontar una separació dolorosa; la custòdia dels fills, el trasbals econòmic, el judici dels altres. La sanació implicava responsabilitat. Vam treballar el guió hipnòtic perquè el seu subconscient acceptés "ara estic preparada per la llibertat, el dolor ja no em protegeix". Dos mesos després, va iniciar el procés de divorci i els atacs van desaparèixer, recuperant la seva serenor i pau interior.

Per què la salut fa por?

El subconscient associa la salut amb exposició; si estàs malalt tens dret a compassió, atenció, excuses, si estàs sa el món et jutja pel teu èxit o fracàs. És un preu alt. Aquesta pregunta et força a visualitzar la vida post símptoma i preparar el subconscient per ella.

Exercici. Visualitza't demà sense el teu problema. Escriu 5 coses bones i 5 coses espantoses que passarien. Després, crea un pla per gestionar les espantoses. És el teu contracte de llibertat.

PREGUNTA 3. ON FINGEIXES CADA DIA?

Jung ho tenia clar "Emmalaltim allà on mentim". La mentida vital crea una tensió interna que el cos somatitza. Aquesta pregunta localitza les fissures de falsedat on neixen els símptomes.

El cas de l'ambientòleg fingit

En Pau, enginyer ambiental, tenia èczema crònic a les mans. Treballava salvant el planeta però odiava la seva feina. "Pau, on fingeixes cada dia?" resposta, "dic sí a projectes que detesto per no decebre els meus pares".

L'èczema era la seva pell rebel·lant-se contra la vida fingida. En sessió hipnòtica, vam connectar amb la seva ombra "Tens dret a dir 'no'. La teva pell pot sanar quan ets autèntic". Va canviar de carrera, ara fa permacultura, i l'èczema va desaparèixer.

La mentida com a toxina

Cada "sí" forçat és verí subconscient. S'acumula al sistema límbic i es manifesta físicament. Aquesta pregunta és un escàner, troba les zones de falsedat i dona permís a l'ombra per ser honest.

Exercici. Llista 5 situacions diàries on dius el contrari del que sents. Per cada una, escriu la frase honesta que no goses dir. Repeteix-la en veu alta davant el mirall, vint-i-un dies.

PREGUNTA 4. AMB QUINA POR NO ESTÀS DISPOSAT A ENFRONTAR-TE MAI?

Aquí entrem al nucli de l'ombra. Jung deia "No és allò que negues el que et controla, és el que negues el que et sotmet". Cada símptoma amaga un terror primordial que el subconscient cobreix.

El cas de la por al rebuig

La Marta, addicta al menjar compulsiu, pesava 92 quilos, 160 cm d'alçada, 45 anys. Estava molt deprimida pel seu aspecte físic. "Marta, quina por amagues?", "La por que ningú m'estimi si soc jo mateixa". El sobrepès era la seva armadura contra el rebuig.

En trànsit hipnòtic profund, vam confrontar aquesta por, "pots ser vulnerable i ser estimada, la teva essència és suficient". Va perdre 18 quilos en 6 mesos, no per dieta, sinó per acceptar la por, canviant els hàbits de manera natural, sana i sense patir.

L'ombra com a guardiana

El subconscient usa símptomes com a escuts. Aquesta pregunta desmunta l'escut revelant el que protegeix. És dolorós, però transformador.

Exercici. Medita 10 minuts "quina és la meva major por?", escriu sense filtre, després, imagina't assajant-ho, com si fos un amic.

Pregunta 5. Qui ets quan ningú et veu?

L'última pregunta arrenca les màscares socials. Fora d'Instagram, rols familiars i professionals, qui ets? Aquesta és la teva essència ombra, i sovint el símptoma és el crit d'aquesta part oblidada.

El cas de la infermera invisible

La Carme, infermera de quaranta-cinc anys, patia migranyes constants. "Carme, qui ets quan ningú et veu?", "Una artista reprimida. Sempre he volgut pintar".

Les migranyes eren el seu cervell demanant espai creatiu. Vam instal·lar en hipnosi, "pots ser infermera i artista alhora, la teva essència crea". Va començar classes de pintura i les migranyes van desaparèixer.

L'essència més enllà dels rols

Quan ignores la teva veritable naturalesa, el subconscient crea dolor per recordar-t'ho. Aquesta pregunta et reconnecta amb el teu jo profund.

Exercici. Passa una hora sol, sense telèfon. Escriu, "soc..." sense rols, deixa que la informació sorgeixi lliurement. Repeteix setmanalment.

Tàctica Final. La Integració de l'Ombra

Aquestes preguntes no són una llista, són un procés Junguià complet. Nosaltres fem servir el trànsit hipnòtic perquè el subconscient les processi. Tu, lector, pots fer-ho amb autohipnosi. Llegeix la pregunta, entra en relaxació profunda i deixa que l'ombra parli.

Recorda. el teu símptoma és una solució que ja no funciona, quan trobis el benefici secundari i l'acceptis, la curació arriba sola. Aquest capítol no és per llegir-lo, és per viure'l. La hipnosi funciona quan el subconscient admet que ja no necessita protegir-se amb mentides.

2.3 Auditoria de Seguretat. Quin és el teu programari maliciós?

Abans d'avançar farem un escàner ràpid del teu sistema operatiu. Respon a aquestes preguntes amb total honestedat. No escullis la resposta que "sona millor", escull la que s'assembla més al teu dia a dia. Sigues sincer, no fem trampes al solitari si volem resultats reals.

Marca amb una X la teva resposta.

1. Quan t'enfrontes a un repte desconegut, el teu primer pensament és:

A- I si surt malament i faig el ridícul? Millor em preparo més

B- Segur que algú s'enfada o no li agrada com ho faig

C- A mi aquestes coses mai em surten bé, no tinc sort

D- Ho veig com una oportunitat. Puc gestionar el que vingui

2. Què fas quan algú et fa un elogi sincer?

A- Analitzo si m'ho diu per compromís o si vol alguna cosa de mi

B- Em sento incòmode, minimitzo el meu mèrit "no és per tant"

C- Em costa creure-m'ho, sento que si em coneguessin, no ho dirien

D- L'accepto amb un gràcies, el gaudeixo i em sento bé pel reconeixement

3. Quan comets un error a la feina o a la vida personal:

A- Repasso els errors, intentant trobar com controlar-ho per evitar el perill

B- Em castigo mentalment i demano perdó per por de fer mal als altres

C- Em dic a mi mateix: "Soc incapaç de fer les coses bé". Em rendeixo

D- Assumeixo la meva responsabilitat, corregeixo el que puc i n'aprenc

4. Les teves relacions personals o de parella solen fallar per:

A- Desconfiança. Em costa molt obrir-me i abaixar la guàrdia

B- Poso les necessitats dels altres sempre per davant de les meves

C- Em torno dependent o, per contra, fujo abans que em deixin

D- Sé establir els meus límits, i accepto que algunes relacions s'acaben

5. El teu símptoma físic més habitual (ansietat, pes,...) et fa sentir

A- Que he perdut el control sobre el meu propi cos. Em genera alerta.

B- Culpable per no saber cuidar-me prou bé.

C- Frustrat, però resignat, com si fos el meu destí carregar amb això

D- Que el meu cos m'envia un missatge. L'escolto i busco que canviar.

RESULTATS DE L'ESCÀNER, Suma quantes respostes de cada lletra has marcat.

Majoria de respostes A - «EL PROGRAMA DE LA POR». El teu subconscient està encallat en la hipervigilància. El teu cervell reptilià detecta amenaces on no n'hi ha. El teu objectiu principal en aquest llibre serà treballar la confiança i baixar els nivells de cortisol. Enfoca't en el guió de relaxació profunda i alliberament del control.

Majoria de respostes B - «EL PROGRAMA DE LA CULPA». El teu programari maliciós és l'excés de responsabilitat. Et fas càrrec d'emocions que no són teves. Molt probablement tens símptomes físics de sobrecàrrega; esquena, pes, migranyes. Enfoca't en les preguntes de Jung sobre on fingeixes i en l'establiment de límits amb el **CODI ARA**, que veuràs més endavant.

Majoria de respostes C - «EL PROGRAMA DEL REBUIG». Tens instal·lada una creença de no-mereixement. El teu subconscient saboteja els teus èxits perquè creu que no ets digne de la felicitat o la salut. El teu objectiu, reprogramació de l'Ombra infantil i guió d'autoestima incondicional.

Majoria de respostes D - «EL PROGRAMA DE L'ADMINISTRADOR». El teu sistema operatiu està actualitzat i opera des d'una base de sobirania mental. Entens que els errors i els símptomes són informació, no sentències. El teu subconscient treballa a favor teu i no sents la necessitat de fustigar-te ni complaure tothom. Objectiu. Utilitzaràs els guions avançats d'aquest manual no per sobreviure, sinó per optimitzar el teu rendiment, crear noves rutines d'èxit "**CODI ARA**" i obtenir les eines per poder ajudar familiars i amics a sortir dels seus bloquejos.

Nota de l'autor.

Una vegada finalitzada l'auditoria de seguretat estic convençut que pots haver trobat quelcom que voldries canviar en tu, en la teva personalitat o manera de fer. Segueix llegint i trobaràs com fer-ho.

EL CAPÍTOL EN 3 CLAUS

El benefici secundari. Cap problema (sobrepès, ansietat...) es manté actiu si no et proporciona algun tipus de benefici o protecció oculta.

La por a curar-se. Sanar fa por, perquè requereix assumir noves responsabilitats. Moltes vegades el dolor actua com una cuirassa perfecta contra les exigències del món.

L'ombra no menteix, només quan deixis de justificar-te, responguis el bisturí de les 5 preguntes i acceptis on estàs fingint, el subconscient estarà llest per rebre un nou codi.

CAPÍTOL 3. BIODESCODIFICACIÓ BÀSICA

EL CRIT DEL COS COM A MAPA EMOCIONAL

3.1 Què és realment la Biodescodificació?

Has après a parlar amb l'elefant subconscient, ara toca aprendre a llegir el seu missatge físic, el teu cos. No és un accident que just quan estàs enfadat tens mal de cap, o que després d'una discussió familiar s'agreuja la gastritis. El teu cos parla, i la biodescodificació és la seva gramàtica.

A diferència de la medicina convencional, que tracta el símptoma com un enemic a eliminar, la biodescodificació el veu com una solució biològica que el teu organisme ha activat per sobreviure a un estrès emocional. Cada malestar, sobrepès, addicció, dolor crònic, és un missatge codificat que el subconscient envia quan no sap què fer amb un conflicte.

Cas real. L'Encarna, de quaranta-dos anys, amb gastritis crònica des de l'adolescència. Tractaments mèdics? Zero efectes. Pregunta Jung 3, "on fingeixes cada dia?" resposta "amb els meus pares. Mai els dic que em van decebre quan em van abandonar als catorze anys". La gastritis no era "malaltia", era el seu estómac dient "no puc empassar-me aquesta injustícia". En trànsit hipnòtic, vam donar veu a aquesta ràbia reprimida i la gastritis va desaparèixer.

Important, la hipnosi complementa la medicina tradicional, no la substitueix. Si tens un símptoma greu, ves al metge. Si vols entendre per què persisteix, consulta el diccionari de biodescodificació.

La biodescodificació no és una cura miraculosa ni una teoria conspiranoica, és biologia pràctica, el teu cos parla el llenguatge dels conflictes emocionals no resolts. Cada símptoma, des d'un simple mal de cap fins a una malaltia crònica, és una solució biològica intel·ligent que el teu subconscient activa quan detecta una amenaça a la teva supervivència.

La lògica del cos.

Segons la biodescodificació quan la teva ment conscient ignora un conflicte; una traïció, un espoli, una pèrdua, la teva biologia el resol per tu. El càncer de pell no és "mala sort", és el teu subconscient marcant territori envaït. L'asma no és "al·lèrgia", és por a respirar en un ambient hostil.

No necessites creure-hi, si ressona amb tu, fes-la servir, si no, passa directament a la Fase 3.

El mètode HipnoSI funciona igual de bé amb biodescodificació o sense.

3.2 Les 5 lleis biològiques – El llenguatge del teu cos

Quan parlem de biodescodificació, molta gent pensa en misticisme. S'equivoquen. Estem parlant de la biologia implacable del codi de supervivència que ha permès que la nostra espècie arribi fins avui. El teu subconscient no entén de psicologia moderna, la seva única missió és garantir la teva supervivència, ell viu a la sabana, protegint-te de depredadors i de la fam. Per ell, un acomiadament o un divorci són amenaces de mort.

El Dr. Ryke Geerd Hamer (fundador de la Nova Medicina Germànica) va descobrir que tots els símptomes tenen un origen emocional inesperat. Va destil·lar-ho en 5 lleis que formen el nucli de la Biodescodificació, que regeixen la teva biologia.

Aquí tens les 5 lleis.

LLEI 1. LA LLEI DE FERRO (EL XOC BIOLÒGIC)

Tota malaltia o símptoma té un "Punt Zero". És el que anomenem el xoc biològic o síndrome de Dirk Hamer. No és un estrès acumulat de setmanes, sinó un impacte sobtat, inesperat i viscut en solitud que t'agafa a contrapeu, sense estratègia de defensa.

En aquell instant, el teu cervell reptilià fa un "clic". Registra un conflicte de vida o mort i, en qüestió de mil·lisegons, imprimeix un programa de supervivència a les teves cèl·lules. És una resposta immediata, sense període d'incubació.

L'exemple del carrer. Imagina un home que, de sobte, rep la notícia d'un acomiadament fulminant. El seu Pilot Automàtic no pensa en "l'atur", pensa en la "pèrdua de territori vital". En poques hores pot desenvolupar una dermatitis o problemes de pell. Per què? Perquè la biologia respon a l'amenaça amb una hiperactivitat cutània, per intentar "reclamar el territori" o protegir-se de l'atac. No és mala sort, és una resposta tàctica.

L'acció **CODI ARA**. Pregunta't amb precisió de detectiu, què va passar exactament entre les 24 i 48 hores abans del primer símptoma? On eres? Qui hi havia? Quina emoció et va travessar? Escriu-ho al teu diari. Quan entris en trànsit hipnòtic, digues al sistema "gràcies per la protecció en aquell moment de xoc, però el perill ha passat. Ara estic segur".

LLEI 2. EL DOBLE PROCÉS (CONFLICTE I REPARACIÓ)

Aquesta és la llei que més ens costa d'entendre per què ens han ensenyat a témer el símptoma. Cada malaltia té dues fases:

Fase de conflicte actiu (Mode Caça). És una fase freda. Estàs en alerta màxima, mans fredes, insomni, pèrdua de gana i pensament obsessiu sobre el problema. El teu Pilot Automàtic està intentant resoldre la "crisi de territori".

Fase de reparació (Mode Descans). Quan el conflicte es resol (per exemple, trobes una nova feina o acceptes la ruptura), el sistema passa al mode "parasimpàtic". Aquí és on apareixen els símptomes que anomenem "malaltia": fatiga extrema, febre, inflamacions o gana excessiva. El cos s'està reconstruint.

La clau. Si et sents "malalt" i cansat després d'un gran conflicte, no ho combatis desesperadament, celebra-ho. El teu cos està en fase de curació activa. Suporta la molèstia perquè és el preu de la teva reconstrucció.

Exercici. Identifica en quina fase estàs. Tens un fred obsessiu o estàs aclaparat per la fatiga? Si és el segon, activa el **CODI ARA** (ho veuràs al Capítol 5.2) i conflicte resolt. Permeto la reparació completa. Ara".

LLEI 3. EL SISTEMA ONTOGÈNIC (ÒRGANS I EMOCIONS)

No hi ha cap òrgan que emmalalteixi per atzar. El mapa és d'una precisió absoluta i respon a l'evolució del nostre cervell. Cada part de tu s'encarrega d'un tipus de supervivència.

L'endoderma (el tronc cerebral), s'encarrega del vital; respirar, menjar, reproduir-se. Si sents que "no pots empassar-te" una injustícia a la feina, el teu estómac respondrà amb acidesa o gastritis. És la teva biologia intentant digerir una "carn tòxica" emocional.

L'ectoderma (l'escorça), s'encarrega de les relacions i el territori. Els èczemes o problemes de pell solen ser crits de "separació no desitjada" o pèrdua de contacte.

La clau. No busquis la solució a fora. Localitza l'òrgan que es queixa i pregunta-li, "què estàs protegint? Quin territori creus que hem perdut?". Consulta l'Annex B del llibre per trobar el mapa complet dels símptomes més comuns.

LLEI 4. EL PAPER DELS MICROBIS (ELS TEUS OPERARIS)

Aquí és on trenquem els esquemes de la medicina convencional. Els bacteris, fongs i virus no són els "dolents" que ens envaeixen des de fora. Són "treballadors especialitzats" que el teu cos té en nòmina.

El Pilot Automàtic només els crida durant la fase de reparació (Llei 2). Ells s'encarreguen de netejar les restes del conflicte o de reconstruir teixits.

Exemple. Una bronquitis després d'haver sentit el teu "niu" atacat no és un atac extern, són bacteris netejant les mucositats acumulades durant el conflicte per tornar-te la respiració neta.

La clau. Si tens febre o mocs, beu aigua, pren brous, descansa. Deixa que els teus operaris acabin la feina. "Microbis aliats, gràcies per la neteja. Cos savi, dirigeix l'operació. Ara".

LLEI 5. LA CINQUENA ESSÈNCIA (EL SENTIT EVOLUTIU)

Aquesta és la llei que ho resumeix tot, cap símptoma és un error de la natura. Tot el que anomenem "malaltia" és un Programa Biològic Especial amb Sentit (SBS). És la solució més intel·ligent que la vida ha trobat per permetre't sobreviure un dia més.

El problema és que portem una maquinària de fa milions d'anys en el món de la fibra òptica.

Sobrepès. en els nostres avantpassats, acumular greix protegia de la fam durant l'hivern. Avui, si el teu Pilot Automàtic sent una "por a la carència" (econòmica o afectiva), executarà l'ordre de guardar reserves. No és un problema de dieta, és un problema de por.

Taquicàrdia. biològicament a l'antiguitat accelerava el cor per fugir d'un depredador. Avui, el "depredador" és una factura o un correu del teu cap a les deu de la nit.

La clau. Has de parlar amb el teu sistema. "Entenc el sentit ancestral d'aquest programa, però ja no estic a la prehistòria. Soc fora de perill. Actualitza el codi a la versió actual".

L'AUDITORIA DEL CODI (PRÀCTICA FINAL)

Agafa el teu bloqueig actual i passa'l per les 5 lleis. Dedica 10 minuts a escriure-ho al teu diari.

Llei 1. Quan va ser el xoc exactament?

Llei 2. Estic en mode "Caça" (estrès) o mode "Reparació" (fatiga)?

Llei 3. Quin òrgan crida i què em diu el mapa evolutiu?

Llei 4. Deixa treballar els microbis si hi ha febre o inflamació.

Llei 5. Per a què servia això fa un milió d'anys?

CODI ARA. "Sentit biològic reconegut. Programa ancestral agraït i tancat. Cos lliure. ARA".

3.3 Diccionari pràctic. Del símptoma al missatge

Aquí tens el mapa d'urgències. Quan el cos parla, no ho fa per emprenyar, ho fa per avisar. Cerca el teu símptoma i atreveix-te a fer-te la pregunta que fa mal (i connecta-ho amb les preguntes de l'Ombra del capítol 2).

1. Sobrepès (L'escut de greix)

El cos crea volum per sentir-se més gran davant d'una amenaça o per evitar el contacte.

Pregunta't. Qui o què et fa sentir tan petit o vulnerable que necessites un escut?

Connecta amb Jung. Quina por estàs amagant amb aquest pes?

2. Addiccions (L'anestèsia d'urgència)

Tabac, menjar, mòbil o alcohol. És una fugida directa quan sents que el teu "territori" (la teva pau, la teva vida) està amenaçat.

Pregunta't. Què és exactament el que no vols sentir en aquest moment?

Connecta amb Jung. De què t'està salvant aquesta addicció?

3. Mal de cap i migranyes (La sobrecàrrega del sistema)

Excés de control. Massa pensaments donant voltes perquè no confies a deixar-te anar.

Pregunta't. Què t'està pesant tant al cap que no pots assimilar?

Connecta amb Jung. En quin aspecte de la teva vida estàs fingint que ho tens tot controlat?

4. Problemes digestius com gastritis o reflux (L'ofensa no païda)

Literalment, hi ha alguna cosa o algú que "no pots empassar-te". Una injustícia, una traïció, paraules amargues.

Pregunta't. Quin gripau t'han fet empassar últimament i no has pogut escopir?

Connecta amb Jung. Què passaria si per fi diguessis que NO?

5. Al·lèrgies / Asma

Conflicte biològic. Reacció exagerada davant un "atac" simbòlic (pol·len = pol·lució familiar).

Pregunta biodescodificadora. A què soc "al·lèrgic" emocionalment?

Pont Jung. Pregunta 5 (Qui soc sense màscares?)

6. Fatiga Crònica / Fibromiàlgia

Conflicte biològic. Cos que "frena" per obligar-te a parar, desgast sostingut.

Pregunta biodescodificadora. On estic donant massa sense rebre?

Pont Jung. Pregunta 1 (Per què necessito parar?)

7. Problemes de pell com acne o èczema (El límit trencat)

La pell és la frontera entre tu i el món. Parla de separació (algú que trobes a faltar) o de contacte no desitjat (algú que vols lluny).

Pregunta't. De qui et vols desenganxar o a qui vols recuperar desesperadament?

Connecta amb Jung. De quin contacte tens por realment?

8. Dolors Musculars / Articulacions

Conflicte biològic. Rigidesa emocional, "no moure's" davant situació blocada.

Pregunta biodescodificadora. Què no vull "moure" de la meva vida?

Pont Jung. Pregunta 3 (On estic rígid?)

9. Insomni / Son Agitat

Conflicte biològic. Cervell rumiant conflicte no resolt durant la nit.

Pregunta biodescodificadora. Quin pensament no em deixa descansar?

Pont Jung. Pregunta 2 (Què passa si resolc això?)

10. Problemes Respiratoris

Conflicte biològic. "No puc respirar" davant estrès sufocant (família, feina...).

Pregunta biodescodificadora. Què és el què m'està ofegant emocionalment?

Pont Jung. Pregunta 5 (Qui soc quan respiro lliure?)

Com utilitzar aquest diccionari pràctic.

- Escull el teu símptoma principal.
- Llegeix la pregunta biodescodificadora i respon honestament.
- Connecta amb la pregunta Jung corresponent del capítol 2.
- Porta-ho al trànsit hipnòtic (capítols 4-6).

Trobaràs ampliat als símptomes més freqüents al final del manual. **Annex B,** diccionari de Biodescodificació.

3.4 Conflictes transgeneracionals. Quan el cos parla per l'arbre familiar

El teu ADN no es troba només als cabells i ulls, també carrega memòries emocionals dels teus ancestres. Si la teva àvia va viure fam, el teu subconscient pot sabotejar-te quan fas dieta perquè al teu ADN té inclosa la informació que menjar de més significa supervivència.

Senyal de conflicte heretat:

- Problemes que "tota la família té"
- Símptomes que apareixen sense causa aparent
- Resistència inexplicable a millorar

Cas real. A la consulta veig coses que semblen màgia fins que entens com funciona el disc dur familiar. Recordo la Marta, de quaranta-cinc anys, havia acumulat vint-i-cinc quilos de sobrepès els darrer anys amb l'afegit d'una gastritis crònica que li feia la vida impossible. Em deia, frustrada, "Jordi, és que tinc por de passar gana, sé que menjo massa, ho veig, però em supera, no puc parar".

En trànsit hipnòtic vam fer una regressió i va sorgir el motiu. No era un problema de la Marta, la seva mare havia viscut la postguerra passant molta gana durant dos anys. La Marta havia heretat aquesta "alerta de fam" al seu sistema operatiu sense tenir-ne ni idea. El seu cos acumulava greix perquè el cervell deia, "ull, que falten reserves per sobreviure".

Què vam fer? En ple trànsit hipnòtic, vam tallar el cable. Li vam dir al subconscient de la via materna "gràcies per protegir-nos quan tocava, però ara estem segures i tenim menjar de sobres". Quin va ser el resultat? Va perdre dotze quilos en quatre mesos, sense cap dieta miracle, simplement perquè el seu cervell va deixar d'estar en estat d'alerta.

PROTOCOL FAMILIAR RÀPID (5 MIN)

- Fes l'arbre emocional. Avis → pares → tu
- Identifica repeticions. Por als diners? Solitud? Traïcions?
- Pregunta clau, "quina història familiar estic repetint?"
- Allibera-ho en autohipnosi, "gràcies [nom avantpassat] per protegir-nos. Ara jo resolc això".

La clau. Diversos estudis indiquen que prop del 70% de la població mundial viu sota la influència de la seva herència transgeneracional, reproduint de manera inconscient patrons i símptomes familiars que poden resultar perjudicials.

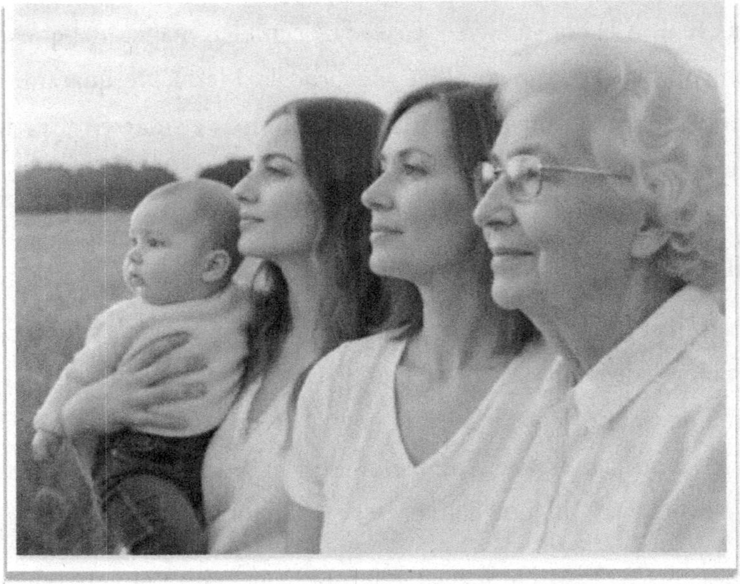

3.5 La Biodescodificació dels Diners. El conflicte de la supervivència

Fins ara hem parlat de com el cos somatitza els conflictes a través d'òrgans i teixits, però hi ha una altra "malaltia" que el teu subconscient crea i que no apareix a les radiografies, sinó al teu compte bancari, el bloqueig a l'abundància i l'èxit.

Des d'un punt de vista biològic i reptilià, els diners no són papers ni números en una pantalla. Per a la teva biologia més primària, els diners són aliment, refugi i supervivència. Si no tens diners, a la selva urbana no pots caçar ni protegir el teu territori.

Per tant, quan et trobes sempre al límit, quan guanyes diners però els perds ràpidament amb despeses imprevistes (multes, avaries), o quan pateixes la "*síndrome de l'impostor* *", quan et sents incapaç de cobrar per la teva feina o cobrar menys, no tens un problema de mala sort ni d'estratègia financera, tens un programa de supervivència subconscient o transgeneracional en mode d'error.

És el teu subconscient reptilià parlant, "si destaco, em caçaran, millor quedar-me invisible". És un programa de protecció ancestral que et boicoteja just quan estàs a punt de brillar.

A continuació descodificarem els tres patrons de pobresa o bloqueig econòmic més comuns. Identifica quin és el teu programari maliciós financer.

1. LA POR A "SER VIST" (SÍNDROME DE L'IMPOSTOR)

El Conflicte Biològic. A la natura, l'animal que més destaca, el més brillant o el que fa més soroll, és el primer a ser caçat pel depredador. Destacar és biològicament perillós. Si al teu arbre genealògic o a la teva infància hi va haver algú que va ser criticat, repudiat, robat o atacat per tenir èxit o diners, el teu subconscient grava una regla d'or, "l'èxit i l'abundància porten problemes. Sigues invisible i sobreviuràs".

* La Síndrome de l'Impostor és un fenomen psicològic on, malgrat èxits objectius, una veu interna dubta de les capacitats pròpies, atribuint-los a la sort o errors d'altres, amb el temor constant de ser exposat com a "farsa".

El símptoma. Et boicoteges just quan estàs a punt de tancar un gran projecte, no t'atreveixes a demanar un augment o a apujar els preus dels teus serveis, tens ansietat si et feliciten en públic.

La Pregunta de l'Ombra. De quina enveja o atac m'estic protegint mantenint-me en la mediocritat financera?

2. EL CONFLICTE DEL "DIPÒSIT FORADAT" (ELS DINERS CREMEN)

El Conflicte Biològic. L'aigua és vida, i per l'inconscient l'aigua i els diners són sinònims (parlem de "fluïdesa" i de "liquiditat"). Si a la teva família els diners van ser motiu de grans discussions familiars, herències traumàtiques, o es van guanyar de manera poc ètica "diners bruts", el teu subconscient rep el missatge que els diners són tòxics i destrueixen la família.

El Símptoma. Ets capaç de generar molts ingressos, però curiosament sempre passa alguna cosa; es trenca el cotxe, es trenca la rentadora o has de pagar un deute sobtat.

El teu subconscient obre l'aixeta perquè aquest verí (els diners) surti ràpidament del teu sistema abans que faci mal.

La Pregunta de l'Ombra. Quina història familiar m'ha fet creure que retenir els diners em convertirà en una mala persona?

3. LA LLEIALTAT A LA POBRESA (LA CULPA DEL SUPERVIVENT)

El Conflicte Biològic. El cervell límbic vol pertànyer al clan (el ramat). Si els teus pares, avis o entorn proper han treballat duríssim tota la vida, amb patiment i sense arribar mai a final de mes, el teu subconscient entén que aquesta és la "identitat" del teu clan. Tenir abundància de manera fàcil o fluida et fa sentir un traïdor, es la "culpa del supervivent".

El Símptoma. Només t'autoritzes a guanyar diners si és a través de l'esgotament extrem o d'un esforç físic i mental. Si els guanyes de manera fàcil o fent allò que t'agrada, et sents estranyament culpable i busques maneres de gastar-los o perdre'ls per tornar a ser "un més de la tribu".

La Pregunta de l'Ombra. A qui de la meva família crec que estic traint si la meva vida financera és fàcil i pròspera?

4. DESCODIFICACIÓ RÀPIDA CAP AL CODI ARA

El teu cervell ha d'entendre que en el context actual, acumular recursos i diners, és segur, i que ets prou adult per gestionar-ho sense perdre la teva moralitat.

La clau. En el següent capítol alliberaràs aquests avantpassats o aquestes creences amb la instrucció "gràcies per la lliçó de supervivència, però jo escullo honrar-vos des de l'abundància, no des de la carència. Emetre i rebre diners és sa, net i segur per a mi".

3.6 Protocol pràctic del lector. "Mapa de símptomes"

FULL DE TREBALL - MAPA DE SÍMPTOMES

Ara tens el diccionari i el context familiar. Abans de seguir dedica uns minuts a completar-lo, és el diagnòstic real del teu sistema operatiu. Aplica-ho ara.

PAS 1 - Inventari de símptomes principals (2 min)

- Escriu els teus 3 símptomes físics principals
- Indica intensitat, (zero= poc, 10 = màxim)
- Especifica des de quan passa.

PAS 2 - Localitza el xoc (3 min)

Per cada símptoma. Què va passar de 1 a 3 mesos abans que comencés? Separació, discussió, pèrdua laboral, trasllat..

____

____

____

PAS 3 – Fase actual (Llei 2) traducció biològica (5 min)

Mira el teu símptoma al diccionari (secció 3.3). Escriu.

Conflicte probable:

____

____

____

Emoció subjacent:

____

____

____

____

PAS 4 – Pont amb l'ombra Jung (5 min)

Pren la pregunta Jung corresponent del capítol 2 i aplica-la, només un símptoma cada vegada. Exemple, sobrepès → Quina por amago amb aquest volum?

____

____

____

PAS 5 – Preparació per HipnoSI

Escriu una frase. "El meu [símptoma] parla de [conflicte/emoció]. En trànsit hipnòtic el resoldré".

Repeteix aquest mapa una vegada per setmana. Al final del llibre tindràs el 100% dels teus símptomes descodificats i reprogramats.

El teu cos no és l'enemic, és l'altaveu. Cada molèstia és un missatge que diu, "aquí hi ha un conflicte sense resoldre. Mira-ho".

Aquest capítol t'ha mostrat el teu *mapa interior*. Els propers capítols et donaran el **CODI ARA** i portaràs aquests conflictes que has descobert a trànsit hipnòtic, podràs negociar amb el teu subconscient i instal·lar els canvis que desitgis.

La clau. Frase d'àncora per repetir-te, "el meu cos m'ensenya exactament on el meu subconscient demana ser alliberat. Ara ho resoldré".

Estàs ja preparat per la fase 1. El teu subconscient (l'elefant) ja parla clar, ara li donarem veu.

EL CAPÍTOL EN 3 CLAUS

La biologia no s'equivoca. Cap símptoma és un error. És una solució biològica (un excés d'òrgan o falta de funció) per adaptar-se a un conflicte emocional que la ment no ha pogut pair.

El doble procés. El cos té dues fases. Sovint els símptomes més molestos (febre, cansament, inflamació) apareixen a la fase de reparació, quan el conflicte ja s'ha resolt. No els combatis, dona'ls suport.

L'herència familiar. Des de les intoleràncies alimentàries fins als problemes de diners, l'arbre genealògic transfereix traumes no resolts. Tu tens el poder d'honrar el teu clan trencant el patró de carència i patiment

CAPÍTOL 4. INTRODUCCIÓ AL TRÀNSIT HIPNÒTIC

4.1 El moment de la veritat. Obrir la porta del subconscient

Has desintegrat les mentides de la ment conscient (capítol 1), dialogat amb l'ombra Jung (capítol 2) i descodificat el llenguatge del teu cos (capítol 3). Ara arriba el moment definitiu, entrar al trànsit hipnòtic i començar la teva reprogramació.

Aquest capítol NO és teoria, **és el teu manual pràctic** d'accés al "Nivell Administrador" del cervell. Aprendràs protocols testats en cents de sessions professionals a hipnosi.cat. Aprendràs autohipnosi per tu mateix i protocols per guiar altres persones.

Al final d'aquest capítol seràs capaç d'entrar al trànsit hipnòtic en 15 minuts. El 95% de les persones ho aconsegueixen a la primera sessió. No és talent, és mètode.

Cada tècnica està explicada pas a pas amb protocols que he aplicat innumerables vegades, com a rutina. Això funciona perquè està basat en enginyeria neurològica, no en màgia.

Si mentre llegeixes això has identificat un patró que et bloqueja, no l'intentis forçar. El **CODI ARA** que veurem més endavant t'ensenyarà a dialogar-hi.

4.2 Què és realment el trànsit hipnòtic?

Desmitifiquem les ximpleries d'una vegada, si penses que la hipnosi és perdre el control o fer la gallina dalt d'un escenari, oblida-ho. Això és espectacle, no teràpia.

En estat de trànsit hipnòtic mai perds el control de la teva ment, ets tu qui té el control, en tot moment. Tampoc et quedes adormit ni inconscient, de fet, la teva ment està més lúcida i enfocada que mai (en ones Theta). I, per descomptat, és biològicament impossible que facis coses que van en contra dels teus valors.

La hipnosi no és cap estat paranormal ni màgic, és pura neurofisiologia. És exactament el mateix estat mental que experimentes just abans de quedar-te adormit o per exemple, quan et submergeixes completament en una bona pel·lícula.

LA CIÈNCIA DEL TRÀNSIT HIPNÒTIC

Quan entres en trànsit hipnòtic, el teu cervell passa d'ones Beta (13-30 Hz., alerta i analític) a ones Theta (4-7 Hz., hiperaprenentatge i creativitat). En aquest estat el sistema nerviós passa de simpàtic (lluita o fugida) a parasimpàtic (reparació i curació).

L'amígdala (centre de la por) es calma, el lòbul frontal (anàlisi crítica) es relaxa. El subconscient es torna altament suggestionable, aquí és on et trobes en trànsit hipnòtic.

Metàfora. Imagina que el teu subconscient és un telèfon intel·ligent amb contrasenya. El Factor Crític és aquesta contrasenya. El trànsit hipnòtic desactiva temporalment la contrasenya, cosa que et permet instal·lar nous programes; creences, hàbits, respostes emocionals.

Això és enginyeria de la consciència.

4.3 Els 3 pilars del trànsit hipnòtic segur

Abans de començar qualsevol sessió d'hipnosi o autohipnosi, necessites establir els fonaments de seguretat. Això no és opcional, és el protocol professional que garanteix una experiència positiva i eficaç.

PILAR 1. CONSENTIMENT I INTENCIÓ CLARA

Abans de començar, formula la teva intenció en veu alta o mental clara.

"Subconscient, gràcies per estar aquí. Avui entrarem en trànsit hipnòtic durant [X minuts] per [objectiu concret]. Tot el que passi serà positiu i segur per mi. Accepto aquest procés".

Exemples d'intencions precises.

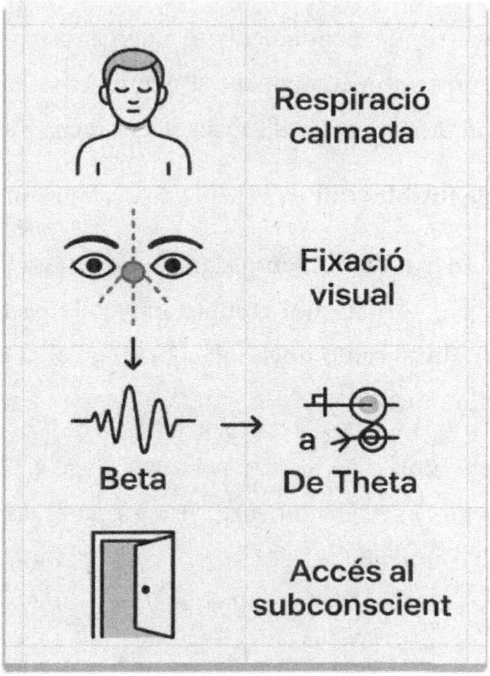

- “Per dissoldre la por al rebuig que amaga el meu sobrepès”
- “Per alliberar la ràbia reprimida que genera la meva gastritis”
- “Per instal·lar calma profunda davant l'ansietat nocturna”

Per hipnosi amb una tercera persona.

Explica sempre el procés abans de començar.

- “Estàs d'acord que treballem amb hipnosi avui?”
- “Hi ha alguna cosa que et preocupi del procés?”
- “Confies que jo et guiaré de manera segura?”

REGLA ABSOLUTA. Sense consentiment explícit, no hi ha trànsit hipnòtic. El subconscient rebutja automàticament qualsevol suggestió que percebi com a amenaça o invasió.

PILAR 2. FUSIBLES DE SEGURETAT

Els fusibles són comandaments d'emergència que permeten sortir del trànsit hipnòtic immediatament si alguna cosa es torna incòmoda. Això genera confiança i permet al subconscient relaxar-se completament.

Protocol de fusibles (dir en veu alta abans de començar)

“Si en qualsevol moment sento alguna cosa massa intensa o incòmoda, puc obrir els ulls i tornar aquí completament despert. També puc sortir del trànsit hipnòtic si sento un soroll sobtat o si algú em toca. Tinc el control total en tot moment”.

Per sessions amb una tercera persona, afegeix, “si et dic 'desperta ara', obriràs els ulls immediatament i tornaràs aquí completament lúcid. És el nostre codi d'emergència”.

PILAR 3. ENTORN FÍSIC SEGUR

Comprovacions tècniques abans de començar:

- Cadira amb respatller o butaca còmoda.
- Sense xiclets, caramels o menjar a la boca, per perill d'ennuegament.
- Mòbil en mode avió, apagat o silenci total, evita distraccions.
- Porta tancada o avisa les persones al voltant que no facin soroll.
- Llum tènue (no foscor total).
- Temperatura confortable (ni fred ni calor extrema).
- Alarma programada (si fas autohipnosi) per X minuts.

Per què no estirat del tot? Perquè el cervell associa estar estirat amb el dormir fisiològic. Volem trànsit hipnòtic en ones Theta (conscient focalitzat) per aconseguir fer canvis. La diferència és clau.

4.4 Protocol d'inducció adaptat.

La teva primera entrada al trànsit hipnòtic i a la tècnica 3-2-1.

El Nervi Vague. L'Autopista cap al teu Subconscient

Dins del "Codi ARA", el nervi pneumogàstric —més conegut com a nervi vague— no és simplement un nervi, sinó la clau biològica per reclamar el control del teu estat intern.

És el nervi cranial més llarg i actua com una autopista de doble sentit que connecta directament el teu cervell amb els òrgans vitals (cor, pulmons, estómac i budells). La seva funció principal és activar el sistema nerviós parasimpàtic, el mode de "descans, digestió i reparació" del cos.

Per què és fonamental en la hipnosi?

L'Interruptor de la Relaxació. En estimular el nervi vague (a través de la respiració i la focalització en la hipnosi), s'envia una senyal immediata per frenar el cor, baixar la pressió arterial i desactiva l'estat d'alerta (estrès/por).

La Porta d'Entrada al Canvi. En reduir el "soroll" fisiològic de l'estrès, el nervi vague obre un canal clar cap a la ment subconscient. És en aquest estat de calma profunda on el "Codi ARA" pot reprogramar patrons i instal·lar suggeriments positius de manera eficaç.

Ara ve la part pràctica, aquest és el protocol d'inducció Ericksoniana adaptat que he perfeccionat a HipnoSI en els darrers anys. És el més efectiu per principiants i funciona en el 95% dels casos. Busca un lloc i moment en el qual estiguis tranquil, posa el mode avió al telèfon o apaga'l i evitaràs les notificacions o trucades que puguin distreure't.

Aquest exercici d'autohipnosi està dissenyat per ser gravat per tu, pots utilitzar la gravadora del mòbil i escoltar-te, preferiblement amb auriculars. Aquests acompleixen una doble funció; la primera és aïllar-te una mica més dels sorolls externs i evitar distreure't fàcilment, la segona, és la d'escoltar amb més claredat les instruccions. És possible que al principi et resulti estrany escoltar la teva pròpia veu, però ja t'acostumaràs. No jutgis, només escolta, sense expectatives, flueix i obtindràs el màxim de resultats.

Aquí tens el primer dels 5 àudios inclosos per tal que aprenguis com funciona aquesta meravellosa tècnica de la hipnosi, pots descarregar-lo des de l'enllaç o bé des del QR.2

CLICA A L'ENLLAÇ O CODI QR I DESCARREGA EL PRIMER DELS 5 ÀUDIOS .

QR-1 PRESENTACIÓ I ACCÉS HIPNOSI CAT (10:01 MIN, 432 HZ.)

PAS 1. PREPARACIÓ (2 MINUTS)

Seu còmodament amb l'esquena dreta però sense rigidesa, peus a terra, mans sobre les cames o reposa braços. Relaxa't i respira profundament, sense expectatives, permet relaxar-te.

Tanca els ulls o fixa la mirada en un punt a 30 graus per sobre dels teus ulls (al sostre o paret). La fixació visual satura el Factor Crític (la ment conscient, analítica).

Respira profund 3 vegades, inspira 4 segons, aguanta 4 segons, exhala 6 segons. Això activa el nervi vague o nervi pneumogàstric i passa a mode parasimpàtic (reparació i curació).

PAS 2. FOCALITZACIÓ SENSORIAL

Tècnica 3-2-1 (5 minuts). Aquesta tècnica satura el Factor Crític (ment conscient i analítica) amb informació sensorial fins que aquest es cansa i es relaxa. És la clau d'entrada a l'autohipnosi més eficaç. Es tracta de repetir en tres rondes els exercicis.

És important que llegeixis i comprenguis totalment el punt 4.4 especialment abans d'endinsar-te en la teva primera autohipnosi. Amb els ulls oberts o tancats, pots dir en veu alta o pensar clarament.

Ronda 1. Fes tres frases per sentit

Visual

"Puc veure [color de la paret / foscor darrere dels meus ulls / llum filtrant-se]"

"I puc veure [la forma de la finestra / moviments de llums / colors canviants]"

"I veig [l'ombra del moble / variacions de to / la textura visual]"

Auditiva

"I puc sentir [el so de la meva respiració / sorolls llunyans / silenci]"

"I escolto [el ritme del meu cor / sons de l'edifici / murmuri del carrer]"

"I noto [com el silenci té textura / ecos suaus / vibració de l'aire]"

Cinestèsica (tacte i sensacions corporals).

"I sento [mans sobre les cames / contacte amb la cadira / pes del cos]"

"I noto [temperatura aire a la pell / lleugeresa dels peus / relaxació músculs]"

"I percebo [la respiració mou el pit / calidesa creixent /sensació de flotar]"

Ronda 2. 2 frases per sentit

Repeteix el mateix procés, però ara només 2 frases per cada sentit (visual, auditiva, cinestèsica).

Ronda 3. 1 frase per sentit

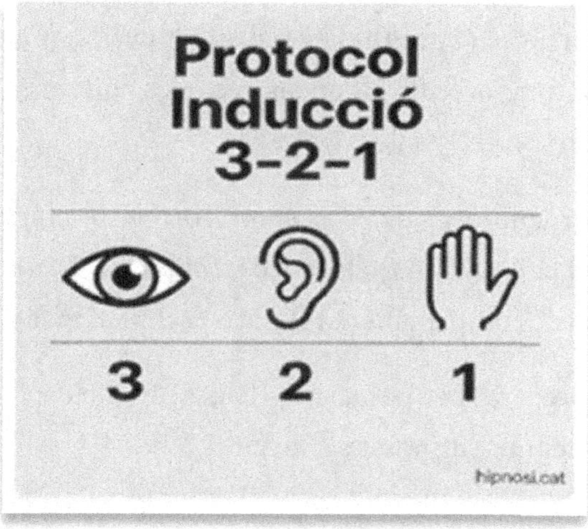

La clau. Què li passa al cervell en aquest protocol d'autohipnosi? El Factor Crític s'esgota intentant processar tota aquesta informació simultània i es relaxa. Quan acabis la ronda 3, estaràs en estat de trànsit hipnòtic lleuger (ones Alfa-Theta inicial).

PAS 3. APROFUNDIMENT DEL TRÀNSIT HIPNÒTIC (3 MINUTS)

Finalitzat el pas 2 ara passarem el trànsit hipnòtic de lleuger a profund (theta), digues lentament, amb veu monòtona i suau

"I mentre continuo respirant suaument... sento com cada exhalació m'enfonsa més profundament dins de mi mateix... (deixa uns segons entre frases) com si baixés escales... cada graó més profund... més tranquil... més segur...

Amb cada respiració, el meu cos es torna més pesat... [Pausa] o més lleuger... flotant suaument... i la meva ment es torna més clara... més receptiva... més oberta... [Pausa]

Ara estic en un estat profund de trànsit hipnòtic... [Pausa] un lloc segur dins de mi... on puc accedir als meus recursos interns... el meu subconscient escolta... i respon... [Pausa]

I puc sentir com ones de relaxació recorren tot el meu cos... des del cap... baixant pel coll... [Pausa] els braços... el pit... l'abdomen... [Pausa] cames... fins als peus... completament relaxat... completament segur... [Pausa]

Ara estic preparat per treballar... [Pausa] El meu subconscient està obert... [Pausa] receptiu... disposat a canviar..".

PAS 4. RATIFICACIÓ DEL TRÀNSIT (1 MINUT)

Per confirmar que estàs en trànsit hipnòtic Theta, nota aquests signes fisiològics:

- Sensació de pesadesa o lleugeresa al cos
- Dificultat per moure't (no vols fer-ho)
- Percepció del temps distorsionada
- Veu interior més lenta o monòtona
- Visió de colors, llums o imatges darrere dels ulls tancats
- Calma profunda, gairebé com flotar

En aquest moment demana la verificació física de connexió amb el subconscient. Adreça't a ell com parlant amb algú, "subconscient, dona'm un senyal que estic en trànsit hipnòtic". Pot ser un moviment automàtic o reflex d'una part del teu cos, com per exemple que es mogui un dit, o una tremolor a la cama, una esgarrifança... Espera fins que es produeixi el senyal motor.

Si notes tres o més d'aquests signes, estàs en trànsit hipnòtic Theta. Preparat per la fase de treball profund.

4.5 Fase de treball. Què fer dins del trànsit hipnòtic?

Ara que estàs dins del trànsit hipnòtic, què fas exactament? Aquesta és la part més poderosa. Aquí és on portes els conflictes descoberts als capítols 2 i 3 i comences a resoldre'ls al nivell del subconscient.

Aquí podràs escollir entre tres opcions, A,B,C.

OPCIÓ A. DIÀLEG AMB L'OMBRA (PER BENEFICIS SECUNDARIS)

Porta la pregunta Jung que vas treballar al capítol 2. Aquesta la pots haver gravat prèviament i introduir-la a continuació del pas dos (focalització sensorial) i escoltar-la en aquest moment o recordar-la.

Exemple, "subconscient, per què necessito aquest sobrepès ara mateix? Mostra'm la resposta".

Espera en silenci entre 30 segons i 2 minuts. Poden venir:

- Una imatge (memòria antiga, símbol)
- Una sensació corporal
- Una veu interior
- Una intuïció sobtada

No forcis. Si no ve res en 2 minuts, formula la pregunta d'una altra manera.

"De què em protegeix aquest pes? Quin benefici ocult té?"

Quan vingui la resposta, agraeix-la sempre. "Gràcies, subconscient, per mostrar-me això. Ara entenc. Aquest mecanisme ja no el necessito. Tinc altres maneres més saludables de [protegir-me / descansar / dir no]. Pots deixar anar aquest símptoma. Gràcies".

OPCIÓ B. DESCODIFICACIÓ CORPORAL (PER SÍMPTOMES FÍSICS)

Porta el símptoma descodificat del capítol 3. Exemple, gastritis crònica.

"Subconscient, aquesta gastritis parla d'alguna cosa que no puc empassar-me emocionalment. Mostra'm què és exactament".

Espera la resposta (imatge, sensació, memòria). Quan vingui "veig que és [injustícia dels pares / traïció d'un amic / ofensa laboral]. Gràcies per mostrar-ho. Ara li dono veu a aquesta ràbia reprimida. [Expressa-la en veu alta o interna]. Ara que l'he expressada, puc deixar-la anar. El meu estómac pot relaxar-se. Ja no cal retenir això. Gràcies, cos. Ara et curo".

OPCIÓ C. INSTAL·LACIÓ DEL CODI ARA (REPROGRAMACIÓ AVANÇADA)

Aquesta és la tècnica que veurem en profunditat al capítol 5. Per ara, una versió simplificada. "Subconscient, ara instal·la aquest nou programa [nova creença / hàbit / resposta emocional]. Quan [situació disparadora], ara respons amb [nova resposta /reacció desitjada]. Aquest canvi és permanent, segur i positiu per mi. **ARA**. Queda instal·lat".

La durada de la fase de treball ha de ser de cinc a deu minuts màxim per sessió. No t'esforcis. El trànsit hipnòtic és eficient, cinc minuts aquí, en profunditat equivalen a cinc hores de teràpia conscient tradicional.

La clau. És normal que et passin per la ment altres pensaments durant aquests exercicis, no pretenem ser un monjo lama del Tibet. Una manera pràctica d'evitar que t'entorpeixin la tasca és no parar-los atenció, fer com aquell que llisca un vídeo del mòbil cap amunt per veure el següent i enfocar-te de nou en les teves respiracions i el que estaves fent.

4.6 Sortida del trànsit hipnòtic. Tornant a la consciència

És millor no sortir bruscament del trànsit hipnòtic. El cervell necessita temps per tornar gradualment a ones Beta sense xoc al sistema nerviós.

Protocol de sortida estàndard (2 minuts)

Digues lentament i suau, "ara és el moment de tornar aquí. Començo a sentir el meu cos present... els peus a terra... les mans sobre les cames..". [Pausa]

Amb cada respiració, torno més despert... més lúcid... més present... [Pausa]

Començo a moure suaument els dits... les mans... els peus... [Pausa]

Quan compti fins a 5, obriré els ulls completament despert, descansat i renovat, portant amb mi tots els canvis positius que he fet avui... [Pausa]

"1... Energia tornant al cos..".

"2... Consciència més clara..".

"3... Preparant-me per obrir els ulls..".

"4... Gairebé aquí..".

"5... Ulls oberts. Despert. Aquí. Ara".

Post trànsit hipnòtic. Estira't, mou el coll, beu aigua. Dona't dos o tres minuts abans d'aixecar-te i fer activitats que requereixin concentració (conduir, treballar amb màquines...)

4.7 Autohipnosi versus Hipnosi guiada. Diferències clau

L' autohipnosi té les seves avantatges i desavantatges, te les explico.

Avantatges.

- Autonomia total
- Pots fer-ho cada dia
- Gratuït i sempre disponible
- Reforça els canvis de les sessions que facis amb professionals

Desavantatges.

- Menys profund, és més difícil relaxar completament el Factor Crític
- Requereix pràctica, les primeres 5-10 vegades costen més
- Per temes traumàtics profunds, millor amb un professional

La Hipnosi amb terapeuta o àudio professional té les seves també.

Avantatges.

- Més profund (la veu externa desactiva millor el Factor Crític)
- El professional pot detectar resistències i ajustar el protocol al moment
- Més segur per temes intensos (traumes, fòbies greus)

- Protocols personalitzats per cada cas

Desavantatges.

Cost econòmic (sessions professionals) i dependència temporal del terapeuta

La clau. Per símptomes complicats (addiccions, traumes, depressió, ansietat severa), sempre comença amb un professional qualificat. Per manteniment i millora personal, combina sessions professionals amb autohipnosi diària.

4.8 Preguntes freqüents

"Jordi, que no noto res especial... no dec estar en trànsit hipnòtic" , "és que no puc deixar de pensar, la ment no calla", "crec que m'he quedat adormit del tot".

Quan seus per primera vegada, el teu cervell analític —el teu genet— es posarà nerviós perquè sent que perd el control de la situació. No pateixis, és normal.

Ens pensem que la hipnosi és com als espectacles de televisió, on veus llums de colors o et quedes totalment zombi sense recordar res. Fals. Si estàs relaxat, segueixes les instruccions del professional i estàs tant relaxat que et fa mandra moure't, ja has arribat a l'estat Alfa-Theta. El 80% del temps que passes dins del trànsit hipnòtic és absolutament subtil. Flueixes tranquil·lament sense cap espectacle, confia en el procés.

I tant que et venen pensaments! No estem fent meditació zen d'alt nivell amb monjos tibetans. El trànsit hipnòtic no va de posar la ment en blanc, sinó d'enfocar el focus. Si et ve al cap la llista de la compra o un cabreig de la feina, no t'hi barallis, mira-ho passar de reüll com si no anés amb tu, i torna a centrar-te en la teva respiració.

Això passa molt quan intentes fer els exercicis estirat al llit després d'un dia d'estrès al carrer o a la feina. El teu cos ha passat de l'estat de trànsit hipnòtic (Theta) a la son profunda (Delta) perquè estava esgotat. T'has adormit. La solució és fàcil. Fes els exercicis assegut en una butaca i quan no caiguis de son.

"I si no puc sortir i em quedo atrapat a la meva ment?". Aquesta sempre em fa somriure una mica. Això no és Matrix ! Fisiològicament és impossible. És com tenir por de quedar-te atrapat en una migdiada per sempre. Tard o d'hora, el teu cervell sempre torna a la freqüència Beta de vigília natural, encara que no facis bé el protocol de sortida. Pots posar-te una alarma al mòbil. "M'estic imaginant les respostes, sento que m'ho invento tot". Quan demanes respostes al teu subconscient en trànsit hipnòtic, de vegades et respondrà amb símbols i metàfores boges, no amb lògica literal.

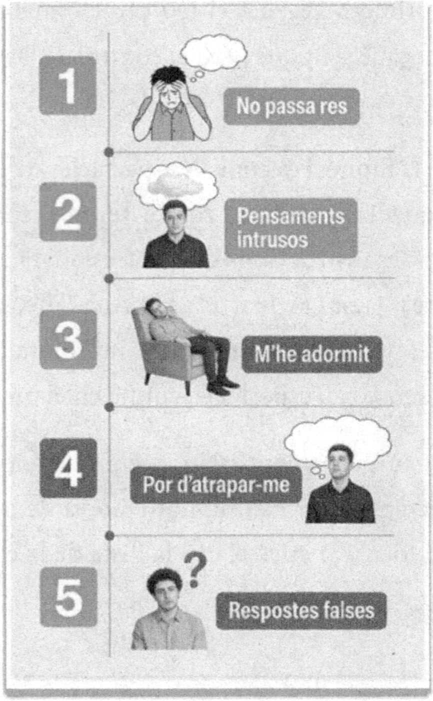

Si de cop et ve al cap un unicorn rosa, no comencis a jutjar si allò és "real" o "inventat". Apunta-ho al teu diari. Ja veuràs com, al cap d'uns dies, aquella imatge absurda et farà un "clic".

4.9 Hipnosi guiada. El teu primer trànsit hipnòtic complet.

Has completat la Fase 1, Desconstrucció. Ara saps com entrar al teu subconscient de manera segura, com formular preguntes poderoses i com sortir-ne renovat.

Aquest és el fonament de la hipnosi. Els següents capítols et portaran més enllà.

Preparat per instal·lar el **CODI ARA?** El capítol 5 és on la teva reprogramació mental es torna permanent i automàtica, és on veuràs els resultats.

EL CAPÍTOL EN 3 CLAUS

Tecnologia, no màgia. El trànsit hipnòtic és un estat natural (Ones Theta 4-7 Hz.). És l'estat d'hiperaprenentatge on el Factor Crític es desactiva i el subconscient escolta.

Autoritat i Seguretat. Com a Administrador del teu sistema, mai perds el control. Amb els fusibles d'emergència i la intenció clara, el teu cervell es relaxa confiant plenament en el procés.

La clau d'entrada. La saturació sensorial (mètode 3-2-1) esgota la ment conscient i permet que emergeixi l'elefant subconscient en menys de 15 minuts.

CAPÍTOL 5. **CODI ARA** – LA REPROGRAMACIÓ PERMANENT

El moment de la veritat. Passar de comprendre a canviar.

Ja saps entrar al trànsit hipnòtic (capítol 4). Has dialogat amb la teva ombra (capítol 2) i has descodificat el que el teu cos intenta dir-te (capítol 3). Però comprendre per què fas alguna cosa no és el mateix que deixar de fer-ho.

És com saber que menjar malament et fa mal, però continuar fent-ho igualment. O entendre que fumar et mata, però encendre el cigarret cada cop que hi ha estrès. La comprensió no canvia el comportament automàtic. Moltes persones es troben en aquesta situació, ets una d'elles?

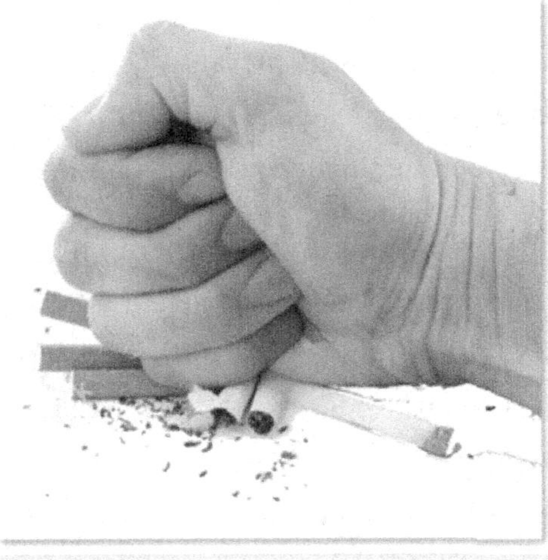

Aquest capítol et porta més enllà de la comprensió. Aquí aprens el **CODI ARA**, la instrucció que el teu subconscient entén i executa de manera permanent. És la diferència entre "vull canviar" i "he canviat".

Cas real. En Ramon feia 35 anys que fumava un paquet diari. Va entendre perfectament per què fumava (ansietat + fugida emocional), però continuava fumant. Després d'aplicar el **CODI ARA** en una sola sessió, va deixar el tabac. Divuit mesos després, zero recaigudes. No va necessitar força de voluntat. El seu cervell simplement va deixar de demanar cigarrets com a vàlvula d'escapament d'emocions.

5.1 Per què les bones intencions duren només 3 dies?

Ho has viscut mil vegades. Arriba Cap d'Any, un aniversari o un dilluns qualsevol i et jures a tu mateix davant del mirall "ara sí. S'ha acabat, demà em poso a dieta de debò" o "No li torno a escriure mai més a aquesta persona tòxica". I què passa al cap de tres o quatre dies? Que caus de quatre potes en el mateix error. I de regal, et cau al damunt una llosa de culpa que et destrossa l'autoestima.

Et faré una confessió, al llarg de la meva carrera al carrer he vist promeses de canvi molt més dures, gent plorant desconsoladament jurant que ho deixarien tot, que s'han desfet en qüestió d'hores. I no, no era perquè fossin males persones ni perquè tinguessin una voluntat de cartó pedra.

Fracasses perquè estàs lliurant la batalla al camp equivocat. Fas servir el 5% de la teva lògica conscient contra un elefant subconscient de sis tones que diu "ei, l'última vegada que ens vam posar ansiosos ens vam fumar mig paquet de tabac i ens va calmar per sobreviure al moment. Ho tornarem a fer". Això s'ha acabat. Amb el comando ARA deixem de lluitar a cegues i passem a donar ordres exactes a nivell d'administrador.

¿Per què falla sistemàticament? La neurociència té una resposta que va més enllà de la força de voluntat.

La raó tècnica. Les teves neurones mirall i el sistema límbic han codificat el comportament antic com una resposta de supervivència. Cada vegada que dius «ho deixo», el teu neocòrtex, la petita part que gestiona els teus actes diaris, (el 5%) assenteix. Però el subconscient (el 95% restant) activa el programa antic automàtic en quan apareix el disparador emocional. És literalment com intentar esborrar un fitxer de l'ordinador amb tippex. Visualment sembla que ha desaparegut, però segueix allà dins, executant-se en segon pla.

La trampa de la «motivació». L'error més freqüent és confiar en la motivació com a combustible del canvi. La motivació és una emoció, i les emocions són volàtils; dilluns tens eufòria de canvi, dimecres, tens un mal dia a la feina, divendres, el subconscient ja ha reactivat el programa antic i la teva motivació ha desaparegut. No és debilitat de caràcter, és neurologia bàsica.

Per canviar realment, no n'hi ha prou amb arreglar el que es veu a la superfície.

Cal entrar a l'arrel de la planta (no només tallar les fulles).

Allà és on s'ha de netejar la terra antiga que ja no nodreix, plantar una llavor nova amb una intenció clara, i després regar-la i donar-li llum perquè arreli i creixi amb força.

Això és exactament el que fa el **CODI ARA** amb el teu cervell. Quan dius "vull deixar de fumar", estàs parlant amb la ment conscient. Ella t'escolta, assenteix, està d'acord, però qui realment controla el teu comportament automàtic és el subconscient (95%).

El canvi real no ve de la motivació, sinó de redissenyar el circuit neuronal de l'hàbit. I per fer-ho necessites accedir al nivell on aquest circuit opera, el subconscient en trànsit Theta.

Aquí és on el Codi ARA canvia les regles del joc i a continuació t'explico què i com.

5.2 Què és un CODI ARA?

Un **CODI ARA** és una manera d'adreçar-te directament al teu subconscient des d'un estat de calma i atenció interior. És una invitació suau, però molt clara, perquè aprengui una nova manera de respondre davant d'una situació que abans et feia reaccionar de manera automàtica.

Quan hi ha repeticions inconscients que et fan sentir atrapat —una emoció, un hàbit, una reacció— pots ensenyar al teu cos i a la teva ment una nova via.

ELS ELEMENTS D'UN CODI ARA

El disparador

Identifica el moment exacte que activa la reacció que vols transformar.

No és una emoció difusa, com "quan tinc estrès", sinó una escena específica, "quan acabo una reunió difícil a la feina".

La nova resposta

Substitueix el vell hàbit per una acció senzilla i concreta, que puguis fer de veritat. Enlloc de dir "estaré més tranquil", pots dir "beuré un got d'aigua i faré tres respiracions profundes".

La sensació positiva

Associa una experiència saludable al teu cos, "sentiré una onada de frescor baixant pel pit", això ajuda el subconscient a reconèixer que el canvi és segur i agradable.

L'activador ARA

La paraula "ARA" és el moment de compromís, el sí interior que fixa el nou patró.

La confirmació

Tanca el procés amb un missatge de confiança i permanència "aquest canvi és permanent i beneficiós per a mi".

Nova resposta automàtica

Exemple, "subconscient, quan acabi una reunió difícil i senti la necessitat de fumar, ARA, automàticament beuré un got d'aigua fresca i faré tres respiracions profundes. Sentiré una onada de frescor baixant pel pit i els meus pulmons nets i saludables, aquest canvi és permanent, automàtic i molt millor per a mi. ARA".

Per què funciona? Perquè en trànsit hipnòtic profund Theta, el Factor Crític està desactivat. El subconscient rep aquesta instrucció com si fos una veritat absoluta, igual que de petit vas aprendre que el foc crema, sense qüestionar-ho.

L'Ancoratge ⚓. L'Interruptor d'Accés Ràpid

Fins ara has vist que per accedir al teu subconscient has de passar per tot un procés d'inducció (el "3-2-1", apagar el Factor Crític, entrar en ones Theta, etc.). És com encendre un ordinador des de zero i posar les contrasenyes.

Però què passa un cop has instal·lat un nou programa de canvi? Necessites fer tot el procés de 20 minuts de trànsit hipnòtic cada vegada que vulguis activar la calma o aturar un impuls en el teu dia a dia? No, aquí és on entra en joc una de les tècniques més espectaculars de la hipnosi i la PNL (programació neurolingüística), l'ancoratge o àncora.

Un ancoratge ⚓no és res més que una drecera. És crear un botó d'accés ràpid d'emergència a la teva ment.

La neurociència ens demostra que el cervell humà associa automàticament estats emocionals de màxima intensitat amb estímuls físics externs. Un exemple clàssic d'ancoratge natural és quan olores un perfum concret pel carrer i, de cop, sense voler-ho, la teva ment et transporta directament a un record de la infància o a una exparella, i a més, en sents tota l'emoció. Això és una àncora olfactiva instal·lada accidentalment.

El que fem a HipnoSI és crear àncores de manera voluntària i estratègica.

Quan estàs en el punt de màxim trànsit hipnòtic i experimentes una sensació de calma, seguretat o alliberament profund, lliguem aquesta emoció a un estímul físic concret que tu triïs. Pot ser; una paraula exacta pronunciada mentalment (com el nostre comandament, "ARA" o "CALMA"), un gest físic (estrènyer el dit polze i l'índex de la mà dreta, o posar-te la mà al pit), una imatge concreta al teu cap...

D'aquesta manera, el teu subconscient arxiva la instrucció, "a partir d'avui, cada cop que jo premi el polze i l'índex junts i digui o pensi la paraula 'ARA', es dispararà automàticament aquest estat de pau".

L'ancoratge ⚓és el que et permet portar el poder del trànsit hipnòtic profund que assoleixes a la teva habitació directament al carrer, a una reunió amb el teu cap, a una discussió amb la teva parella o al moment just abans d'obrir la nevera amb ansietat. Un cop l'àncora està instal·lada (i s'ha reforçat repetint-la unes quantes vegades), ja tens el teu botó de pànic personalitzat per dominar qualsevol situació.

5.3 Protocol pas a pas. El teu primer CODI ARA

(20 minuts que poden canviar vint anys)

Ara fem la instal·lació completa del **CODI ARA**. Segueix cada una de les 6 parts exactament com t'ho explico, primer escriu tots els ítems que et detallo a continuació en una llibreta i després grava-ho en un àudio que escoltaràs posteriorment.

PART 1. PREPARACIÓ (5 MIN) - IDENTIFICA QUÈ VOLS CANVIAR

Tria UN comportament que vols canviar. No vulguis arreglar-ho tot de cop

Identifica el disparador. Quin és el moment exacte que activa aquest comportament.

- "Quan surto d'una reunió complicada fumo un cigarret"
- "Quan discuteixo amb la meva parella bec cervesa"
- "Quan em poso nerviós em mossego les ungles"

Dissenya la resposta nova. Què vols fer ENLLOC del comportament vell?

- Ha de ser fàcil de fer a l'inici (no córrer 10 km, sinó caminar 5 minuts)
- Físic i concret (no "ser millor", sinó concretament "beure aigua")
- Disponible sempre (no "aniré al gimnàs", sinó "faré flexions a casa")

Tria una sensació física positiva. Com et sentiràs fent aquesta resposta nova?

- Frescor al pit
- Calidesa a l'estómac
- Lleugeresa a les espatlles

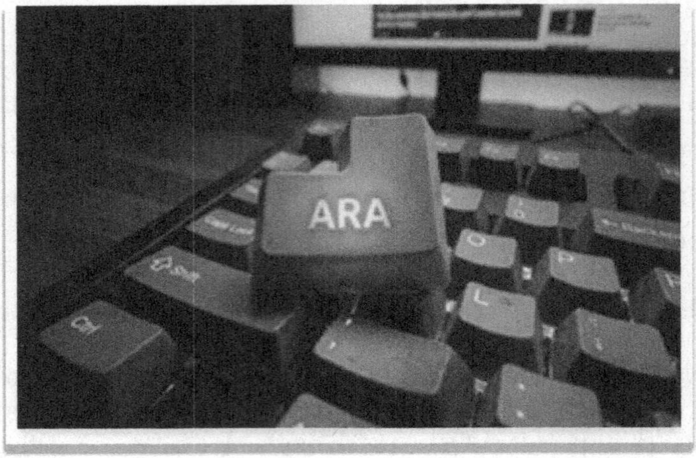

PART 2. ENTRAR EN TRÀNSIT HIPNÒTIC (5 MIN)

- Fes el protocol del capítol 4
- Assegut còmode, mòbil en silenci
- Tècnica 3-2-1 sensorial
- Aprofundiment amb respiracions profundes
- Quan sentis 3 o més signes de trànsit hipnòtic (pesadesa, temps distorsionat, calma profunda), estàs preparat

PART 3. DESINSTAL·LAR EL PROGRAMA VELL (3 MIN) – GRÀCIES PEL SERVEI, ARA FORA.

Digues mentalment o en veu baixa, "subconscient, gràcies per haver-me protegit amb [el teu símptoma] durant tot aquest temps. Entenc que aquest comportament tenia una funció [el benefici que vas descobrir al capítol 2], però ara ja no el necessito. Tinc altres maneres més saludables de protegir-me; descansar, gestionar l'estrès, fer esport...Pots desinstal·lar completament l'antic hàbit [de fumar, beure alcohol]. "Gràcies pel servei. Ja no cal. Esborrat. ARA".

Pausa 30 segons. Respira suaument i nota com alguna cosa es desenganxa dins teu.

PART 4. INSTAL·LAR EL PROGRAMA NOU (4 MIN)

Digues amb claredat, "subconscient, instal·la ARA aquest nou programa", quan [tingui ganes de fumar], la meva resposta natural i automàtica és [respirar profundament 3 vegades]. Mentre ho faig, sento [frescor al pit i calma instantània].

Aquest canvi és permanent, automàtic, segur i molt millor per a mi. S'instal·la ARA".

Pausa 1 minut quan gravis per donar-te temps a integrar els missatges del teu àudio, la ment necessita temps per processar els canvis. Imagina't fent, gaudint, experimentant aquesta nova resposta que tu vols que quedi gravada. Observa't en aquella situació, responent de la manera nova, sentint la sensació positiva. Deixa que el subconscient guardi aquesta imatge. Com gravant un vídeo intern.

Aquesta és la part en la que estàs dissenyant tant l'esborrat de la resposta antiga (que ja no vols) com la creació d'una resposta nova i actual amb la que et sents més còmode.

PART 5. PROVA DE SIMULACIÓ (2 MIN)

"Subconscient, simula ara [situació Disparador]. Veig com responc automàticament amb [resposta nova]. Perfecte. Funciona. Aquesta connexió neuronal està activa i forta. Fixat".

PART 6. SORTIDA DEL TRÀNSIT HIPNÒTIC (2 MIN)
Comptar lentament de l'un al cinc, obrir ulls, estirar-se, beure aigua i apunta immediatament com t'has sentit.

DURADA TOTAL. Vint minuts que poden canviar vint anys de comportament automàtic. Tingues paciència i constància, els resultats venen de la repetició.

5.4 CODIS ARA per situacions quotidianes

Aquí tens plantilles que pots copiar i adaptar. Canvia el que et calgui per personalitzar al teu cas.

DEIXAR DE FUMAR

"Subconscient, quan vegi tabac, olori fum o senti la necessitat de fumar, ara automàticament beuré aigua fresca i faré 3 respiracions profundes. Sentiré els meus pulmons nets, l'aire entrant pur i una sensació de llibertat al pit. Aquest canvi és permanent i saludable. ARA. Instal·lat".

MENJAR EMOCIONAL

"Subconscient, quan senti gana emocional o ansietat que em porta a menjar dolç/xips... ara automàticament beuré un got d'aigua i esperaré 10 minuts. Sentiré l'estómac satisfet i calmat. Si després de 10 minuts encara tinc gana, menjaré [alternativa saludable: fruita, fruits secs]. Aquest programa és permanent. ARA. Instal·lat".

ANSIETAT

"Subconscient, quan noti pensaments ansiosos sobre [treball/salut/futur/el que sigui], ara automàticament col·locaré la mà al cor, respiraré 4 segons dins - 4 fora, i sentiré una onada de pau des del pit cap a tot el cos. Aquesta pau és real i està sempre disponible per mi. ARA. Instal·lat".

INSOMNI

"Subconscient, quan em posi al llit per dormir, ara automàticament escanejaré el meu cos del cap als peus, deixant anar tota tensió. La meva ment callarà naturalment, el meu cos s'enfonsarà al matalàs i entraré en son profund i reparador. Dormir és segur i natural. ARA. Instal·lat".

PROCRASTINACIÓ

"Subconscient, quan hagi de començar [la tasca que evito], ara automàticament comptaré 5-4-3-2-1 i mouré el cos cap a l'acció. Els primers 5 minuts sempre són fàcils. Sentiré satisfacció i orgull per haver començat. ARA. Instal·lat".

La clau. Grava't llegint el teu **CODI ARA** amb veu lenta i clara. Escolta'l cada dia durant mínim 7 dies mentre estàs en trànsit lleuger.

5.5 El reforç temporal. Per què 21 dies?

Instal·lar un **CODI ARA** és com plantar una llavor. Si la regues els primers dies, creix forta. Si l'abandones, es pot assecar, segueix el protocol de reforç.

DIES 1-7 (Setmana crítica).

Entra en trànsit hipnòtic CADA DIA (15 minuts) i repeteix el teu **CODI ARA**. És l'arrelament inicial.

DIES 8-21 (Consolidació).

Entra en trànsit hipnòtic cada 2-3 dies (10 minuts), repetint el CODI més breu. La connexió neuronal s'enforteix.

DIES 22-90 (Automatització).

Reforç setmanal (5 minuts). A partir d'aquí, el comportament ja és automàtic. Ja no necessites pensar-hi, sortirà naturalment.

Indicadors que està funcionant.

Setmana 1. Et sorprens responent diferent, encara amb esforç conscient.

Setmana 2. La resposta nova comença a sortir sola amb menys esforç.

Setmana 3. Ja no penses en l'antic comportament. La resposta nova és natural

Mes 2-3. Algú et pregunta "com ho vas aconseguir?" i gairebé no recordes haver tingut aquell problema.

Cas real. L'Anna portava 12 anys amb ansietat social. Medicada amb benzodiazepines. Després del **CODI ARA** i el reforç de vint-i-un dies, zero medicació. Al cap de sis mesos va fer la seva primera xerrada professional en públic davant cinquanta persones. Ella mateixa ni s'ho podia creure.

Paciència, constància i amor cap a tu mateix. Només et cal això.

5.6 Unint les fases. El protocol complet HipnoSI

Ara és el moment de veure com encaixen totes les peces.

CAPÍTOL 2 (Preguntes Jung).

Descobreixes PERQUÈ el símptoma està aquí. Quin benefici amagat té. Exemple, "el meu sobrepès em protegeix de l'atenció masculina no desitjada".

CAPÍTOL 3 (Biodescodificació).

Trobes QUIN conflicte emocional específic ha creat el símptoma físic, per exemple, "la meva gastritis ve de ràbia no expressada cap als meus pares".

CAPÍTOL 4 (Trànsit hipnòtic).

Aprens a ACCEDIR al subconscient de manera segura, acció. Entres en trànsit Theta en 15 minuts.

CAPÍTOL 5 (CODI ARA).

Inicies la REPROGRAMACIÓ del teu comportament de manera permanent.

- Acció. Instal·les la nova resposta automàtica
- Protocol complet integrat (30 minuts)
- Descobriment (5 min). Què vull canviar? Perquè està aquí? (Cap 2+3)
- Accés (10min). Trànsit hipnòtic protocol 3-2-1 (Cap 4)
- Desinstal·lació (3 min). Gràcies pel servei, ja no cal (Cap 5)
- Instal·lació (8 min). **CODI ARA** nou programa (Cap 5)
- Sortida (4 min). Retorn conscient, anotacions

Si fas aquest protocol 1 cop per setmana durant 4 setmanes, hauràs canviat 4 àrees de la teva vida. No és teoria, és enginyeria del cervell.

5.7 Errors que impedeixen que funcioni, evita'ls

ERROR 1. CODIS massa difusos

La clau del **CODI ARA** és la precisió sensorial. El subconscient necessita instruccions concretes, no declaracions difuses.

- "Vull ser millor persona" → NO FUNCIONA
- "Quan algú em critiqui, respiraré profundament tres vegades abans de contestar" → FUNCIONA

ERROR 2. Saltar-se el reforç dels set dies de CODI ARA.

- Del primer al tercer dia fer tres repeticions/dia (matí, migdia, nit)

- Del quart al setè fer dues repeticions/dia + una aplicació real
- Si saltes dies, el Factor Crític reactiva el vell programa. Marca el calendari. Sense excepcions, només et cal una estona per tu.

ERROR 3. Intentar canviar cinc coses alhora

El subconscient es col·lapsa. Un CODI per setmana. Màxim.

ERROR 4. No desinstal·lar el programa vell

Si instal·les el nou sense esborrar el vell, hi ha conflicte. Sempre agraeix i esborra primer.

ERROR 5. Fer- ho sense estar en trànsit hipnòtic Theta

Dir el CODI despert no funciona. El Factor Crític ho bloqueja. Sempre en trànsit.

ERROR 6. No provar-ho en situació real

Després d'instal·lar, busca la situació disparadora real. Exposa't. Deixa que el subconscient demostri que funciona. Confia en la teva tasca.

5.8 Pràctica immediata. El teu primer "CODI ARA"

Atura't. Tria un comportament que vols canviar. Escriu-lo.

____

____

Identifica el disparador precís i escriu-lo.

____

____

Decideix la resposta nova i escriu-la.

____

____

Tria la sensació física positiva i Escriu-la.

____

____

Ara escriu el teu **CODI ARA** complet seguint la plantilla del punt 5.4. Grava'l en àudio, pots fer servir el telèfon mòbil (opció més pràctica), utilitza uns auriculars per sentir millor l'àudio i aprofitar per aïllar-te més dels sorolls exteriors.

Posa una alarma de 20 minuts. Segueix el protocol del punt 5.3. Fes-ho ARA, avui, els canvis comencen quan actues, no quan llegeixes.

5.9 Tancament. Ja tens el control del teu cervell

Ara tens l'eina més poderosa del mètode HipnoSI. El **CODI ARA** és el que separa com treballa la teràpia convencional, és a dir parlar dels problemes en mode conscient de la reprogramació real i canviar-los definitivament des de l'arrel.

Els meus clients de hipnosi.cat descriuen aquest moment com "despertar-se canviats, amb un sistema intern nou, actualitzat". Les coses que abans costaven esforç titànic ara passen automàticament de manera natural.

Pròxims passos.

Capítol 6. Guions avançats per addiccions profundes, traumes i fòbies

Capítol 7. Com guiar altres persones en trànsit hipnòtic (per si vols ajudar familiars o clients)

Àncora diària per repetir després de cada sessió, "he instal·lat el meu **CODI ARA**. Els canvis s'executen automàticament ara. Gràcies, subconscient. Gràcies, cos. Gràcies, jo".

CLICA A L'ENLLAÇ O QR I DESCARREGA EL SEGON DELS 5 ÀUDIOS .

QR-2 PROTOCOL 21 DIES (20:02 MIN, 432 HZ.)

EL CAPÍTOL EN 3 CLAUS

Comprendre no és canviar. Entendre per què fumes o menges per ansietat no atura la conducta. Cal donar una ordre nova i directa d'execució automàtica.

Enginyeria de l'hàbit. Un **CODI ARA** perfecte necessita un disparador precís, una resposta nova incompatible amb la vella, i una sensació física positiva.

El botó d'instal·lació. La paraula "ARA", pronunciada en trànsit profund, funciona com la tecla "Enter" de l'ordinador. Segella el nou patró neuronal de manera permanent.

CAPÍTOL 6. GUIONS AVANÇATS PER ADDICCIONS

Pensa en el Marc del capítol 2. Fumava dos paquets diaris des dels quinze anys. Parlo amb ell setmanes després de la sessió, "Jordi, vaig deixar els cigarrets al cotxe i no els vaig trobar a faltar per res. Primer cop en vint-i-set anys que surto sense tabac al carrer". "Els he regalat a un amic per animar-lo a deixar-ho".

Aquest capítol no són receptes genèriques, són protocols testats en els nostres clients a hipnosi.cat. Cada un dels guions que llegiràs a continuació segueixen l'estructura HipnoSI per resultats permanents. Recorda aquestes passes:

- [INDUCCIÓ 3-2-1]
- [DIÀLEG OMBRA]
- [DESCODIFICACIÓ]
- **[CODI ARA]**
- [SORTIDA + ANCORA]

Guió 1. Deixar de fumar (60 minuts)

Enregistra'l amb una gravadora qualsevol o a la del teu mòbil una vegada hagis escrit el contingut que vols treballar, en aquest cas el del tabac, que pot ésser substituït per un altre del teu interès, com fòbies, mossegar-se les ungles, etc.

Preparació (5 minuts).

Seu en una cadira amb respatller recte per mantenir l'alineació corporal òptima. Agafa un full de paper i un bolígraf. Escriu clarament el teu disparador principal, com l'estrès, una pausa a la feina o situació social, el benefici secundari basat en la pregunta 1 del capítol 2 «per què necessites els cigarrets ara?», i l'objectiu sensorial específic, «sentiré els pulmons nets quan respiri profundament».

Inducció 3-2-1 (12 minuts).

«Veig el color suau de la paret davant meu, la forma precisa de la finestra i la llum filtrada que entra delicadament. Sento la meva respiració natural, el ritme constant del cor i el silenci texturat de l'espai. Noto les mans relaxades sobre les cuixes, la temperatura càlida de la pell i el pit que s'expandeix lentament amb cada alè.»

Repeteix les rondes amb 2 i 1 de la mateixa manera. Per aprofundir, «cada exhalació m'enfonsa deu vegades més en aquesta relaxació profunda, mentre el cos es torna pesant des del cap fins als peus.»

Diàleg amb l'ombra (8 minuts).

«Parlo ara amb la meva ombra del tabac, aquella part que m'ha protegit durant vint anys. Gràcies per aquesta protecció fins avui. Per què necessitava els cigarrets? [Pausa de 60 segons]. Què em proporcionaven que ara puc obtenir d'una altra manera més saludable? [Pausa]. Els pulmons estan nets i segurs en aquest moment. Pots alliberar el vell patró ara mateix? [Pausa].»

Descodificació pulmons (10 minuts).

«Pulmons, quan va sorgir la primera necessitat de tabac? Quin xoc respiratori o de territori us va afectar profundament? Gràcies pel missatge de protecció que heu enviat. Ara l'aire pur representa seguretat total. Sentiu com l'aire net arriba profundament, oxigen pur entrant, pulmons grans, expansius i vius.»

CODI ARA — instal·lació permanent (15 minuts).

«Quan aparegui qualsevol disparador com estrès, pausa o situació social, la resposta automàtica s'activa immediatament, primer, bec un got gran d'aigua freda lentament per refrescar la gola, segon, faig tres respiracions profundes amb inspiració de sis segons i expiració de vuit segons, tercer, sento la frescor a la gola expandint-se cap al pit, espai obert i pau pulmonar profunda. Aquesta seqüència s'instal·la de manera permanent com el patró neuronal principal del teu subconscient. Ara activat. Qualsevol disparador activarà exactament aquesta resposta.»

Regressió (10 minuts).

«Retrocedeixo còmodament fins al moment de la primera cigarreta, on una part petita de mi necessitava protecció urgent. Quin era aquell petit que es protegia? Gràcies a aquesta petita versió de mi mateix. Ara soc un adult segur. T'allibero completament. Els pulmons nets respiren lliurement des d'avui.»

Ancoratge⚓ posthipnòtic i sortida (5 minuts).

«Quan digui "pur" i ajunti l'índex amb el polze de la mà dreta, els pulmons es netejaran instantàniament amb frescor total. Està fixat de manera permanent. Ara compto, zero, els dits dels peus es mouen vius, un, les cames es tornen fortes, dos, els braços lleugers, tres, el pit obert, quatre, les parpelles tremolen, cinc, desperta't totalment lúcid amb tots els canvis permanents instal·lats.»

Diari immediat. Escriu què ha dit l'ombra sobre la protecció, si el nou ritual ja funciona en imaginació i l'escala d'impuls tabac de 0 a 10 en aquest moment.

Resultats en innumerables clients. El 85% queden lliures de l'addicció en menys de 90 dies. Segueix el protocol de tres sessions, descobriment de l'ombra, instal·lació del codi i reforç vitalici.

CLICA A L'ENLLAÇ O CODI QR. DESCARREGA EL QUART DELS CINC ÀUDIOS.

QR-4 DEIXAR DE FUMAR (13:13 MIN, 432 Hz.)

Guió 2. Menjar compulsiu (60 minuts)

Recorda la història de la Marta del capítol 2, amb 92 quilos i una fam heretada de la postguerra de la seva àvia, va perdre 18 quilograms en sis mesos sense cap dieta restrictiva. Després de tres sessions, em va dir, «és la primera vegada que em sento tipa sense necessitar un plat ple». Aquest guió segueix exactament l'estructura del guió 1 per garantir resultats similars.

Preparació (5 minuts)

Seu en una cadira amb respatller recte per mantenir l'alineació corporal òptima. Agafa un full de paper i un bolígraf. Escriu clarament el teu disparador principal, com ansietat, enuig o solitud, el benefici secundari basat en la pregunta 1 del capítol 2 («Per què necessites aquesta gana ara?»), i l'objectiu sensorial específic, «sentiré una calidesa plena a l'estómac quan begui aigua i respiri amb l'abdomen».

Inducció 3-2-1 (12 minuts)

«Veig el color suau de la paret davant meu, la forma precisa de la finestra i la llum filtrada que entra delicadament. Sento la meva respiració natural, el ritme constant del cor i el silenci texturat de l'espai. Noto les mans relaxades sobre les cuixes, la temperatura càlida de la pell i el pit que s'expandeix lentament amb cada alè.»

Repeteix les rondes amb 2 i 1 de la mateixa manera. Per aprofundir, «cada exhalació m'enfonsa deu vegades més en aquesta relaxació profunda, mentre el cos es torna pesant des del cap fins als peus.»

Diàleg amb l'ombra (8 minuts)

«Parlo ara amb la meva ombra de la gana, aquella part que m'ha protegit durant tants anys. Gràcies per aquesta protecció fins avui. Per què necessitava menjar emocionalment? [Pausa de 60 segons]. Què em proporcionava que ara puc obtenir d'una altra manera més saludable? [Pausa]. L'estómac i la panxa estan segurs i plens en aquest moment. Pots alliberar el vell patró ara mateix? [Pausa].»

Descodificació estómac i panxa (10 minuts)

«Estómac i panxa, quan va sorgir la primera gana compulsiva? Quin xoc de fam, carència o protecció us va afectar profundament, potser fins i tot transgeneracionalment del capítol 3.4? Gràcies pel missatge de protecció que heu enviat. Ara l'aigua neta i la calidesa interna representen seguretat total. Sentiu com l'aigua neta arriba suaument i dolça, omplint la panxa de satisfacció plena sense buit emocional.»

CODI ARA — instal·lació permanent (15 minuts)

«Quan aparegui qualsevol disparador com ansietat, enuig o solitud, la resposta automàtica s'activa immediatament: primer, bec un got d'aigua ambient de 300 mil·lilitres lentament per hidratar el cos, segon, faig deu respiracions profundes amb l'abdomen, inspirant panxa plena durant cinc segons i expirant buida durant set segons, tercer, sento la calidesa dolça omplint el buit emocional, l'estómac satisfet i una pau profunda que s'expandeix. Aquesta seqüència s'instal·la de manera permanent com el patró neuronal principal del teu subconscient. Ara activat. Qualsevol disparador activarà exactament aquesta resposta.»

Regressió (10 minuts)

«Retrocedeixo còmodament fins al moment de la primera gana compulsiva, on una part petita de mi necessitava protecció urgent. Quin era aquell petit que es protegia, potser amb la memòria de l'àvia i la fam? Gràcies a aquesta petita versió de mi mateix. Ara soc un adult abundós i segur. T'allibero completament. La panxa plena respira lliurement des d'avui.»

Ancoratge⚓ posthipnòtic i sortida (5 minuts)

«Quan digui "saciada" i col·loqui la mà al pit esquerre, la fam emocional desapareixerà instantàniament amb una sensació de plenitud. Està fixat de manera permanent. Ara compto, zero, els dits dels peus es mouen vius, un, les cames es tornen fortes, dos, els braços lleugers, tres, el pit obert, quatre, les parpelles tremolen, cinc, desperta totalment lúcid amb tots els canvis permanents instal·lats.»

Diari immediat. Escriu què ha dit l'ombra sobre la protecció, si el nou ritual ja funciona en imaginació i l'escala de gana emocional de 0 a 10 en aquest moment.

Resultats en nombrosos clients. El vuitanta-cinc per cent queden lliures de l'addicció en noranta dies. Segueix el protocol de tres sessions; descobriment de l'ombra, instal·lació del codi i reforç vitalici.

CLICA AL SEGÜENT ENLLAÇ O QR I DESCARREGA EL CINQUÈ ÀUDIO

QR-5 MENJAR EMOCIONAL (22:22 MIN, 432 Hz.)

El Context del Sistema

La dependència emocional no és amor, és trucar[2] el sistema límbic. El teu cervell s'ha tornat addicte a les variacions de dopamina i cortisol que genera una persona o relació (el cicle de recompensa-càstig-recompensa). El teu subconscient percep que la teva supervivència depèn d'estar lligat a l'altra persona, fusionant la seva energia amb la teva. Aquest guió funciona com un bisturí làser, talla els cordons energètics no sans, retorna la responsabilitat a cadascú i reinstal·la el programa d'autonomia emocional primària.

La Inducció (Aprofundiment específic)

Un cop ja estàs en trànsit profund amb el protocol 3-2-1 i la respiració, afegeixes:

«Ara... amb cada respiració... centro tota la meva atenció en el meu propi centre vital, just al mig del meu pit... Sentint com la meva pròpia llum, la meva pròpia essència, s'agrupa i es condensa aquí... recuperant tot l'espai que em pertany... completament segur, completament protegit.»

Visualització del Lligam (10 minuts)

«Ara, en aquest estat de seguretat absoluta, deixo que aparegui davant meu la imatge d'aquesta persona, o l'energia d'aquesta relació que ja no em serveix... La veig a una distància segura, darrere d'un vidre protector transparent...

[2] Alterar, hackejar, reprogramar

I ara, demano al meu subconscient que em mostri com estem connectats... Com són els cordons o els lligams que ens uneixen?... D'on surten del meu cos i on connecten amb el seu?... Potser els veig com cordes, com cadenes, com fils obscurs o canonades... Els observo sense jutjar-los, només detectant on sento la tensió, on sento la pèrdua d'energia...»

El Protocol de Tall (15 minuts)

«Entenc que en el passat, el meu subconscient va crear aquests lligams creient que em protegien o que em donaven el que jo pensava que no tenia. Però ara soc un Administrador conscient del meu propi sistema i reconec que soc complet en mi mateix».

Ara, apareix a les meves mans una eina. Poden ser unes tisores daurades, una espasa de llum, o un foc purificador... L'agafo amb fermesa...

I ara, tallo amb determinació el primer lligam... i veig com l'extrem que anava cap a l'altra persona s'encongeix i torna cap a ella... i l'extrem que sortia de mi torna cap a dins meu, sanant la ferida de sortida instantàniament amb una llum blanca i càlida...

(Repetir mentalment per cada lligam visualitzat: ventre, pit, cap...)

Tallo qualsevol necessitat de salvar... Tallo qualsevol esperança que canviï... Tallo la meva dependència a la seva validació... S'ha acabat. El contracte antic queda totalment trencat i dissolt. ARA.

Retorn de l'Energia (10 minuts)

«Ara, declaro en veu ferma dins la meva ment, et retorno tot allò que és teu, incloent-hi les teves pors, les teves responsabilitats i els teus drames. Ja no els carrego. I recupero aquí i ara tota l'energia, el poder i la identitat que m'havia deixat en tu».

Visualitzo com tota la meva energia perduda torna a mi com una pluja de llum brillant, entrant pel meu cap i omplint cada cèl·lula del meu cos... Sento com m'omplo... com em faig més sòlid, més fort, més arrelat al meu propi centre. Estic complet.»

«Quan aparegui qualsevol disparador –una memòria nostàlgica, la temptació de mirar les seves xarxes socials, o un missatge seu– la resposta automàtica s'activa immediatament".

- Primer. Prenc consciència del meu espai físic i faig dues respiracions abdominals profundes.
- Segon. Visualitzo instantàniament el tall que he fet avui i el mur de llum protectora entre nosaltres.
- Tercer. Sento una fortalesa increïble a l'estómac i un sentiment de pau i sobirania absoluta. Jo soc l'amo de la meva energia.

«Aquesta autonomia queda instal·lada de manera permanent com el patró neuronal principal del meu subconscient. Queda fixat. ARA".

Resultats en Consulta. Aquest protocol produeix sovint el que anomenem un "sospir d'alliberament" espontani durant el trànsit. En les hores posteriors, el client reporta sentir-se estranyament "lleuger" o notar un gran espai mental on abans hi avia obsessió. El tall no elimina la memòria lògica, sinó la resposta química i emocional additiva associada a ella

EL CAPÍTOL EN 3 CLAUS

El buit de l'addicció: Cap vici se supera atacant l'objecte (el tabac o el menjar). Se supera localitzant quina emoció l'està alimentant i negociant amb l'Ombra protectora.

Autonomia Energètica: La dependència emocional i els lligams tòxics s'han de tallar al nivell del subconscient, retornant l'energia externa i blindant el teu centre de pau.

Instruccions literals: Dins del trànsit hipnòtic no hi ha lloc per l'ambigüitat. Llegeix o escolta els guions de manera directa, ferma i sabent que el que dius és la llei del teu cos.

CAPÍTOL 7. COM GUIAR ALTRES PERSONES EN TRÀNSIT HIPNÒTIC

La responsabilitat de l'Administrador

Fins ara, tot el protocol d'aquest manual s'ha centrat en tu. Has après a *hackejar* el teu propi Factor Crític, a desxifrar el codi d'error del teu cos amb la biodescodificació i a reescriure el teu sistema operatiu amb el **CODI ARA**. Ets l'Administrador de la teva ment.

Però què passa quan veus que algú que estimes —la teva parella, el teu fill, un amic— està atrapat en el seu propi bucle de sofriment, ansietat o addicció?

La temptació d'ajudar és natural. Ara tens l'eina, saps com funciona l'enginyeria de la ment, i vols alliberar-los. Però atenció, entrar al subconscient d'una altra persona és accedir al seu servidor privat. No s'hi val a fer proves a cegues. Requereix respecte absolut, ètica i tècnica.

Aquest capítol et donarà les pautes per guiar terceres persones a un trànsit hipnòtic de manera segura, exclusivament per a temes de creixement personal, relaxació i superació de petits bloquejos.

7.1 La regla d'or. Ètica i Límits d'actuació

A la policia, quan intervenim, hem de tenir molt clares les nostres competències i jurisdicció. En hipnosi, la regla és idèntica. No ets metge, no ets psiquiatre (a menys que tinguis la titulació) i, per tant, no tractes patologies clíniques greus.

Una norma ètica bàsica és que no ajudem qui NO VOL ajuda.

Si una persona té esquizofrènia, trastorn bipolar, depressió clínica profunda o un trauma sever (abusos, violència), el seu sistema és altament inestable. En aquests casos, derivaràs sempre a un professional qualificat. Les teves intervencions han de ser per alliberar estrès, canviar petits hàbits, com deixar de menjar dolços, de fumar, relaxar-se abans d'un examen, o millorar l'autoestima o instal·lar pau mental.

El Consentiment és Innegociable.

No pots hipnotitzar ningú que no vulgui ser hipnotitzat. El seu Factor Crític actuarà com un tallafoc de grau militar i et bloquejarà. Abans de començar, la persona ha de verbalitzar clarament, "sí, vull fer això i confio en tu".

7.2 L'entorn i l'autoritat. La teva veu com a codi d'accés

Quan guies algú altre, tu ets el pilot. Si el pilot dubta, el passatger entra en pànic. El teu to de veu i la teva actitud determinaran si el subconscient de l'altra persona et deixa entrar o et tanca la porta.

L'Entorn Físic.
Busca una habitació tranquil·la. Telèfons en mode avió - no volem distraccions-. La persona ha d'estar asseguda en una butaca o cadira còmoda, mai estirada del tot al llit per evitar comoditat excessiva, que passi a ones Delta i simplement s'adormi. Tu t'asseuràs al seu costat, a una distància respectuosa, on et pugui sentir sense que hagis d'alçar la veu.

La Veu Hipnòtica.

No necessites parlar com un místic. Necessites parlar amb la seguretat de qui domina la situació. Utilitza un ritme lent, pausat i sostingut. La clau tècnica és l'entonació descendent, al final de cada frase, baixa lleugerament el to de la teva veu. L'entonació ascendent (com quan fem una pregunta) genera alerta al cervell, l'entonació descendent genera ordre, certesa i relaxació profunda.

Música de fons.

Encara que no és imprescindible pots ajudar-te en la teva pràctica d'hipnosi de música de fons a un volum molt suau, de manera que embolcalli la teva veu sense arribar a distreure la persona. A internet pots trobar multitud d'opcions. Et recomano especialment aquelles pistes afinades a 432 Hz., ja que harmonitzen amb la biologia natural del cos, i preferiblement aquelles que inclouen sons binaurals, dissenyats específicament per arrossegar l'activitat cerebral cap a l'estat hiperaprenentatge de les ones Theta.

Les Paraules d'Enllaç.

Fes servir contínuament les paraules "i", "mentre", "perquè". Exemple, "i mentre continues respirant, pots sentir com el teu cos es relaxa, perquè estàs en un entorn segur..".. Això crea una cascada d'idees que satura la ment conscient de l'altra persona.

7.3 Calibratge. Llegint la telemetria del cos

Com saps que l'altra persona està en trànsit i no simplement amb els ulls tancats fingint? El cos no menteix. Quan la ment entra en ones Theta, la biologia canvia i tu, com a guia, has d'estar observant aquests senyals.

Respiració alterada. La respiració de l'estrès se situa al pit. Quan entren en trànsit, la respiració baixa a l'abdomen i es torna més lenta, rítmica i profunda.

Aplanament facial. Els músculs de la cara (sobretot al voltant dels ulls i la mandíbula) perden la tensió. La cara sembla de cop més adormida i jove, sense arrugues d'expressió.

Moviment Ocular Ràpid (REM). Encara que tinguin els ulls tancats, veuràs com els globus oculars es mouen ràpidament sota les parpelles. Això significa que el seu subconscient està buscant informació de manera activa.

Reflex de deglució. Totes les persones s'empassen la saliva més a poc a poc o, per contra, fan un glop marcat i profund just en el moment en què el Factor Crític "es rendeix" i abaixa la guàrdia.

Catalèpsia (pesadesa). El cos sembla enfonsar-se a la cadira. Les mans o el cap poden caure lleugerament cap a un costat. És la prova física que la ment conscient ja no està enviant ordres de moviment.

7.4 Protocol d'Emergència. Com gestionar les Abreaccions

De vegades, quan el subconscient s'obre, surt pressió acumulada. L'altra persona pot començar a plorar, a respirar agitadament o a mostrar por. A això se l'anomena Abreacció (l'alliberament sobtat d'una emoció reprimida).

Si això passa, MAI, per cap motiu, t'espantis. Si l'Administrador entra en pànic, el sistema col·lapsa. Tu ets la seva àncora a la realitat.

Com actuar, pas a pas davant d'una abreacció.

Mantingues la calma absoluta. Tranquil·lament modula la teva veu fent-la encara més greu, segura i ferma.

Instal·la distància. Guia'ls en viure l'escena en primera persona. Digues, "això és només una memòria. Ja ha passat. Ara vull que ho vegis des de lluny, com si estiguessis assegut en un cinema veient-ho en una pantalla gegant, en blanc i negre".

Recupera l'ancoratge⚓. "Estàs aquí, a l'habitació amb mi, totalment fora de perill".

Dona una sortida d'escapament. "Respira profundament, deixa que aquesta emoció s'evapori com fum negre que surt del teu pit. Si ho necessites, pots obrir els ulls ara mateix i tornar al moment present, totalment despert, descansat i segur".

La immensa majoria de vegades, només recordant-los que estan en un espai segur i que allò és una memòria antiga, l'emoció es dissipa en pocs segons i es converteix en un gran alliberament.

7.5 Guió de Guiatge per a Tercers (Protocol Base)

Aquest és el guió exacte que pots llegir (amb veu pausada i ritme lent) per ajudar algú a instal·lar el seu propi **CODI ARA**. Llegeix-ho amb fluïdesa, aturant-te uns 3-5 segons allà on vegis punts suspensius (...).

PAS 1. FUSIBLES DE SEGURETAT (Conversa prèvia amb els ulls oberts)

Avui farem un exercici de relaxació profunda. Abans de començar, vull que sàpigues que tens el control absolut.

Si notessis alguna incomoditat, només has d'obrir els ulls i tornaràs aquí completament despert i en pau.

Si en algun moment et dic la paraula 'DESPERTA', obriràs els ulls automàticament, d'acord? (Espera el seu 'Sí'). “Perfecte, posa't còmode i tanca els ulls”.

PAS 2. INDUCCIÓ I APROFUNDIMENT

“Això és. Només tanca els ulls i comença a fixar-te en la teva respiració..”., no cal que la canviïs, només observa com l'aire entra... i surt...

Mentre respires, vull que portis la teva atenció als músculs del teu cap, el teu front i al voltant dels teus ulls... I simplement, deixa'ls anar. Permet que es relaxin tant, que no tinguis gens de ganes d'obrir-los...

Important. Fer pauses de cinc a deu segons per permetre que la persona pugui anar relaxant progressivament els grups musculars, donem prou temps.

I pots sentir com aquesta relaxació baixa pel teu coll... cap a les teves espatlles... traient tot el pes, tota la tensió acumulada...

Baixant pels braços... fins a les mans...

Mentre el teu cos es torna agradablement pesat... la teva ment es torna lleugera...

Amb cada respiració, t'enfonses més i més en aquest estat de calma... Segur/a, protegit/da, sentint només el so de la meva veu... Deixant que qualsevol altre soroll exterior només t'ajudi a relaxar-te encara més..”.

PAS 3. TALLAFOCS OBERT I COMANDAMENT ARA

Aquí has de tenir clar prèviament quin és l'objectiu de la persona: alliberar estrès, dormir millor, calmar l'ansietat, etc. Utilitzarem l'ansietat general com a exemple: "I ara, en aquest estat tan profund i receptiu, vull parlar directament amb el teu subconscient... El teu subconscient que et protegeix i et cuida...

Li dono les gràcies per haver-te protegit fins ara amb aquesta ansietat... però ara, ja no és necessària. Ja estàs segur/a. Aquest antic programa d'alerta ja el podem esborrar...

A partir d'avui, vull que instal·lis un nou codi. Una nova resposta.

Sempre que sentis que la pressió externa augmenta, en lloc de tensar-te, el teu subconscient activarà automàticament una respiració profunda i tranquil·la... Surt el caos, entra la pau...

Sentiràs una calma absoluta al centre del teu pit... i el teu cap estarà completament fred, clar i lluminós... Aquesta nova reacció és automàtica. És permanent. I s'instal·la ARA mateix. (Pausa de 5 segons). Això és... deixa que s'integri completament..".

PAS 4. SORTIDA SEGURA

"Has fet una gran tasca. En uns moments, comptaré de l'u al cinc, i al número cinc obriràs els ulls, sentint-te renovat/da, amb el cap clar i el cos ple de vitalitat.

Un... començant a sentir el teu cos, movent lleugerament els dits...

Dos... respirant una mica més profund, portant energia nova a cada cèl·lula...

Tres... la teva ment torna a l'aquí i a l'ara, conservant tots els canvis positius...

Quatre... preparant-te per obrir els ulls...

I Cinc! Obre els ulls... Despert/a, fresc/a i totalment present".

Deixa que la persona s'adapti, que rigui o parpellegi. Pregunta-li només, "com et sents?". No forcis l'anàlisi immediata, el subconscient continua treballant.

Ets un guia. La hipnosi no és tenir poder sobre els altres, és atorgar-los el poder perquè recuperin l'autoritat sobre ells mateixos. Amb aquest capítol, ja no només domines el teu CODI font, sinó que tens la capacitat de ser un far per a qui ho necessiti.

Ara, sí. Estàs a punt per enfrontar-te al capítol final. El guió mestre. L'Enginyeria Inversa total.

EL CAPÍTOL EN 3 CLAUS

Ara ets l'Administrador. Has llegit el manual. Ara executa el protocol. La transformació no passa quan tanques el llibre, passa quan obres els ulls i actues.

El subconscient aprèn. Cada vegada que apliques una tècnica, enforteix una connexió neuronal nova. Cada vegada que no ho fas, es reforcen les antigues.

Benvingut al control real. Ja tens el codi. Ja saps on és la porta. Ara és qüestió d'entrar-hi cada dia.

CAPÍTOL 8. MANTENIMENT DEL CODI I AUTODEFENSA MENTAL

Perquè, el sistema, no vol que llegeixis aquest llibre

Has completat la teva pròpia reconstrucció. Ara saps com entrar al teu Codi Font, desinstal·lar programes vells i instal·lar el **CODI ARA**. Saps ajudar al teu entorn més proper a fer el mateix. Podries pensar que ja està, que has arribat al final del viatge i que la feina s'ha acabat.

Equivocació fatal.

A la policia, sabem que netejar el carrer de delinqüència un dimarts no vol dir que dimecres no hi torni a ser. La ment funciona exactament igual. Has netejat el teu sistema intern de traumes i creences obsoletes, però mentrestant, vius immers en un entorn que està dissenyat -amb precisió mil·limètrica- per tornar-te a embrutar el codi cada vegada que obres els ulls i especialment, cada vegada que obres una pantalla.

No et diré que visquis al bosc aïllat de la societat, no soc aquesta mena de terapeuta. Però estic obligat a donar-te un mapa de la realitat. Fins ara has estat la presa, a partir d'avui has de ser el caçador. Aquest capítol no va sobre com curar-te, va sobre com protegir-te i defensar-te en el dia a dia per no tornar a caure en la trampa.

8.1 Els "Virus" Moderns. Com la societat 'hackeja' el teu subconscient

Això et sorprendrà, però he de dir-te la veritat, tu i jo no som els únics que fem hipnosi. Tota la teva vida t'han estat hipnotitzant sense que ningú et demanés el consentiment previ ni et pactés uns fusibles de seguretat. Ho han fet des de l'ombra.

Les grans corporacions tecnològiques, la publicitat moderna i els telèfons intel·ligents fan servir, literalment i amb ple coneixement els mateixos principis neurològics de la hipnosi Ericksoniana i la saturació sensorial que has après en el capítol 4 d'aquest manual.

L'Hipnotitzador de Butxaca (El Telèfon Mòbil)

Recordes com t'he ensenyat a fatigar el Factor Crític amb la tècnica del "3-2-1" per entrar en ones Theta? Recordes com una sobrecàrrega d'informació desconnecta la teva atenció conscient i t'obre les portes del subconscient?

Agafes el teu telèfon mòbil, obres TikTok o Instagram i comences a passar vídeos i publicacions, polze cap amunt i anar passant. Què estàs rebent?

Imatges a gran velocitat que canvien cada 3 segons (saturació visual), músiques altament rítmiques que pugen i baixen (saturació auditiva), i petits xocs emocionals amb titulars "pesca clics" o vídeos d'impacte. A més, enfoques els teus ulls fixament en una pantalla petita a 30 centímetres de la teva cara, Et sona l'estructura?

- Fixació de la mirada.
- Sobrecàrrega sensorial múltiple.
- Desconnexió del voltant.

Quan fa cinc minuts que llisques la pantalla a les xarxes socials, la teva ment conscient està esgotada de processar tants estímuls. Llavors, el teu Factor Crític s'adorm profundament. Has entrat en un trànsit hipnòtic d'ulls oberts. Les teves ones cerebrals ja estan en freqüència Alfa i començant a fregar les Theta.

I què fan just en aquest precís moment de màxima vulnerabilitat? T'insereixen el suggeriment, un anunci d'un cotxe de luxe (per fer-te sentir que no ets prou digne), una pastilla per aprimar (activant la teva por al rebuig) o una notícia altament alarmista (disparant el teu cervell reptilià a la recerca de supervivència).

No menges de forma compulsiva només pel trauma de la teva àvia, com vam veure a la biodescodificació. De vegades menges de manera compulsiva perquè un *algorisme* ha après que, a partir de les 20.00 hores, en començar la nit, si t'ensenya dos vídeos concrets que et generen ansietat, tu aniràs directe a la nevera com a vàlvula d'escapament.

Potser et preguntes què és un *algorisme*? En les xarxes socials, un algorisme és un conjunt d'instruccions automàtiques que analitzen el teu comportament (els m'agrada, comentaris, temps de visualització) per personalitzar què se't mostra, prioritzant contingut rellevant i suggerint connexions o publicacions que fomentin més interaccions.

El sistema vol que operis sota ansietat i desig constant, perquè una persona equilibrada no gasta, no reacciona impulsivament i no consumeix allò que no necessita.

8.2 Les Rutines "d'Encesa i Apagat" del Sistema

La neurociència ens demostra que el nostre cervell té dues vulnerabilitats diàries inevitables. Dues franges de temps on les ones Beta (lògica) desapareixen i les ones Alfa i Theta (trànsit hipnòtic) dominen de manera natural, els darrers 20 minuts just abans d'adormir-te i els primers 20 minuts just en despertar-te.

Si no gestiones aquestes dues finestres, el sistema exterior ho farà per tu. Si agafes el telèfon mòbil en despertar-te per llegir notícies o WhatsApp, estàs introduint "codi brossa" i estrès directament al teu servidor abans que el tallafocs s'hagi engegat.

L'Encesa.

A partir de demà, el mòbil queda fora de l'habitació o lluny de tu. Quan obris els ulls, abans de posar el peu a terra, estàs en un trànsit natural. Aprofita'l.

- Estira el cos suaument.
- Posa la mà al pit.
- Repeteix el teu **CODI ARA** 3 vegades com per exemple, "avui estic enfocat, el meu cos sap sanar, actuo des de la calma. ARA".
- Dona-li la instrucció mestra al teu cervell abans que el món li imposi el caos.

L'Apagada.

Dormir no és apagar-se, és l'hora on el cervell processa la informació del dia i repara els teixits. Si te'n vas al llit rumiant una discussió, el teu subconscient treballarà vuit hores generant estrès.

- Els últims 20 minuts del dia, zero pantalles. Cap excepció.
- Repassa el dia i centra't en una sola cosa que hagi anat bé.
- Mentre tanques els ulls i caus en la son, repeteix-te, "el dia s'ha acabat. Tanco el sistema. Activo el mode de reparació biològica. Gràcies".

8.3 Autodefensa Activa. Activar el Factor Crític a Voluntat

Com a nou Administrador del teu sistema, ja no et pots permetre el luxe de mirar pantalles o consumir notícies com un somnàmbul. Has de saber quan estan intentant colar-te una "instrucció no desitjada" al codi i com bloquejar-la a temps real.

Aquí tens tres eines ràpides d'autodefensa per blindar el teu cervell en el dia a dia.

1. Trencament de Patró Físic (El tallafoc manual)

El sistema necessita que et quedis totalment immòbil per mantenir el trànsit d'absorció. Si estàs estirat al sofà mirant la televisió o el mòbil i notes que t'estàs enfonsant, i que quinze minuts que estàs perdut sense pensar, trenca la postura físicament. Mou el coll, posa't dret de cop o canvia de cadira. Un canvi brusc de fisiologia reconnecta immediatament el cervell a ones Beta, despertant de cop el Factor Crític.

2. La regla de l'Etiquetatge Subversiu

Quan vegis un anunci o una notícia dissenyada per generar por (pèrdua de feina, inflació, inseguretat, guerra), el cervell reptilià es vol accelerar. Atura't un segon, mira la pantalla i digues interiorment alta i clarament, "et veig, m'estàs intentant vendre por per cridar la meva atenció".

Aquest simple acte de verbalització activa el teu neocòrtex (la lògica), i immediatament desfà el poder emocional del missatge. El truc queda al descobert i l'encanteri es trenca.

3. La Dieta de Sortida (La nit segura)

Durant els últims 30 minuts abans d'anar a dormir, el teu cervell baixa naturalment les defenses. Tot el que consumeixes en aquesta finestra temporal anirà directament a parar al teu subconscient com un element prioritari mentre dorms.

No instal·lis mai virus voluntàriament just abans del manteniment nocturn. Si veus notícies i drama a les 23.30 hores, et llevaràs ansiós i no sabràs per què. Substitueix-ho completament en aquesta franja, posa la freqüència 432 Hz. de fons, llegeix un llibre que t'aporti valor o simplement revisa les coses bones del teu dia.

No regalis les teves ones Theta a ningú.

Ets el vigilant de la teva pròpia porta. Ningú no farà aquesta feina per tu. Si no mantens actiu el teu Factor Crític amb el món exterior, acabaràs tornant al sofà de casa pensant en per què els teus vells símptomes de maldecap o gastritis han tornat a aparèixer.

8.4 Hipnosi Conversacional. Defensa't dels vampirs emocionals

No només les pantalles intenten modificar el teu estat mental. Cada dia et trobes amb persones que, inconscientment, utilitzen tècniques molt potents per esgotar la teva energia o imposar-te la seva realitat. Com a professional de la seguretat pública en més de trenta anys de servei he tractat amb milers d'ells: queixosos crònics, manipuladors emocionals i víctimes professionals. I et diré una cosa, actuen com a autèntics hipnotitzadors.

L'eina que fan servir s'anomena "Hipnosi Conversacional". En lloc de dir-te "tanca els ulls i relaxa t", utilitzen la fatiga emocional.

Si tens un company de feina, un cap o un familiar que es passa deu minuts queixant-se sobre com de malament va la feina, el món, la seva salut o els seus problemes sense deixar-te parlar, està fent dues coses (encara que sigui inconscientment):

Satura la teva atenció auditiva amb un ritme monòton i negatiu.

Desgasta la teva energia (el teu Factor Crític), forçant-te a abaixar la guàrdia per pura compassió o per esgotament.

Quan cedeixes i simplement assenteixes, "tens raó, està tot molt malament..".., el seu estat de negativitat s'ha descarregat en tu. Ells marxen alleujats i tu et quedes esgotat, amb mal de cap o els músculs tensos. Ells t'han programat el seu caos intern al teu servidor.

PROTOCOL ANTIMÍSSILS PER A VAMPIRS EMOCIONALS

Quan detectis que algú t'està intentant ficar en un trànsit conversacional negatiu, aplica les següents mesures de contenció.

Evita el mimetisme físic (Rapport invers)

A escala subconscient, per connectar amb algú tendim a copiar la seva postura corporal. Si ells s'enfonsen o creuen els braços, nosaltres també. D'això se'n diu fer rapport. Si vols blindar-te, trenca el rapport immediatament. Si l'altra persona es queixa i es fa petita, tu posa't dret, esquena recta i respira fons des del pit. El seu subconscient notarà que no

assoleix una connexió amb el teu, i el seu bucle de queixa perdrà potència en qüestió de segons.

La interrupció de patró verbal

No discuteixis. No els intentis salvar ni donar consells lògics, recorda, el sistema límbic no entén de raons quan està excitat. Fes una pregunta completament aleatòria per forçar el seu neocòrtex a treballar, destrossant el seu estat de trànsit. "Vaja, entenc això que dius de l'empresa... per cert, a quina hora has dit que tancava el forn de pa de la cantonada?". Aquesta tècnica policial desconnecta el cervell reptilià de l'altra persona al moment i talla la sagnia energètica.

La bombolla translúcida (escut visual)

Si no pots marxar físicament d'una reunió tòxica, fes-ho mentalment. Imagina de manera vívida que estàs envoltat per una paret de vidre transparent. Pots sentir el que diuen, però l'emoció es queda xocant contra el vidre. Utilitza la respiració calmada com a reforç mentre els escoltes. Tu controles la frontera del teu codi.

8.5 Els ancoratges ⚓ d'emergència (Trànsits d'impacte en 60 segons)

L'autohipnosi d'habitació tranquil·la i sofà és espectacular per fer neteges profundes, però no sempre pots disposar de 15 minuts de tranquil·litat. Si ets a l'autopista en un embús espectacular i comences a tenir taquicàrdies, o ets al lavabo abans d'entrar a una entrevista de feina decisiva, necessites un "botó de pànic".

El subconscient pot ser programat per activar respostes instantànies si fas servir el cos com a interruptor físic. Això és el que coneixem com a Ancoratge d'impacte.

Aquests protocols curts estan pensats precisament per actuar de pont. Utilitza'ls només quan estiguis enmig d'un "atac en calent".

L'Ancoratge ⚓"El Botó de Reinici"

Quan l'estrès puja a nivells crítics i sents palpitacions, visió de túnel, bloqueig de pensament, junta les mans fortament. Enllaça els dits de les dues mans i prem-los fort l'un contra l'altre. L'estrès acumulat s'abocarà cap als braços en forma de tensió física controlada per tu.

Fixa la mirada en un punt proper, tria qualsevol objecte insignificant (una nansa de la porta, un botó del cotxe) i mira'l fixament, intentant no parpellejar. Això talla el caos mental de distraccions.

Respiració "Caixa" o "quadrada". Mentre ho prems tot amb força, inspira durant 4 segons, retén l'aire 4 segons, expulsa per la boca 4 segons, i mantén en buit 4 segons. Repeteix aquest cicle de respiració tres vegades.

Alliberament explosiu. Al tercer cicle, en expulsar l'aire, deixa anar de cop les mans relaxant-les al costat del cos, tanca els ulls mig segon, i digues internament la teva paraula d'ancoratge amb força, "CALMA, ARA".

Aquest exercici de només 60 segons genera un petit col·lapse de tensió i una relaxació sobtada induïda mecànicament. El Factor Crític queda fora de joc uns instants, moment en què la paraula "CALMA, ARA" actua com un extintor de focs al teu sistema Límbic.

El Tallafoc del Dolor

L'ansietat extrema o els atacs de pànic gairebé sempre es dissipen si se'ls dona un impacte sensorial molt més intens que el mateix estrès emocional. Si notes que un patró d'angoixa et desborda literalment i ets incapaç ni tan sols de fer exercicis de respiració.

Aixeca't, ves a l'aixeta o al congelador més proper.

Mulla't els canells i la cara amb l'aigua més freda que puguis suportar (o agafa un glaçó directament amb les mans).

El canvi dràstic de temperatura enviarà un xoc elèctric tan intens al teu sistema nerviós que "reiniciarà" el cervell reptilià. L'Alerta Biològica de supervivència pel fred passarà automàticament per sobre del teu pànic emocional.

Un cop eixugat, posa't una mà sobre la panxa i repeteix-te tres vegades, "el meu cos és savi, estic completament segur".

Fins ara has après receptes precises, mapes i protocols, però aquestes instruccions només són paraules en un llibre fins que les posis a prova al terreny, on hi ha pols, sang i llàgrimes. En els meus anys a hipnosi.cat —i , al carrer amb l'uniforme—, he vist en primera línia com la gent s'esfondra quan les seves arrels emocionals podreixen sota la superfície.

Segueix llegint perquè al capítol 9 t'explico quatre casos reals més que expliquen fins on podem arribar amb aquesta emocionant i natural teràpia que és la hipnosi. L'experiència hipnòtica demostra que l'estructura d'intervenció és la més efectiva per a la reprogramació profunda i duradora.

EL CAPÍTOL EN 3 CLAUS

La ment no descansa mai. El teu subconscient rep missatges hipnòtics constants de la publicitat, les notícies i les converses tòxiques. Reconèixer-los és la primera línia de defensa.

L'ancoratge ⚓és el teu escut, el teu gest d'emergència, polze i índex fent pinça és l'interruptor que talla qualsevol hackeig extern en menys de 3 segons.

El manteniment no és opcional com un antivirus que s'actualitza. El teu sistema operatiu necessita una revisió setmanal. 15 minuts en trànsit hipnòtic cada diumenge valen més que mesos de teràpia reactiva.

Capítol 9. Casos Reals i guions per a l'Ansietat, l'Estrès i l'Insomni

Per acabar aquest capítol de manteniment i abans d'entregar-te el guió 4 "mestre", vull obrir quatre *expedients* de la meva consulta. Aquests casos exemplifiquen exactament els principis del mestre Carl Gustav Jung, la Biodescodificació i el protocol del **CODI ARA**. Vull que vegis de què és capaç el teu cervell quan s'ordenen correctament els comandaments.

Recorda que, com t'hem explicat en el capítol anterior els noms i diversa informació sobre les persones s'han alterat per mantenir el secret professional.

CAS 1. L'ANSIETAT DEL PROTECTOR (EL PES DE L'UNIFORME)

Perfil. Òscar, quaranta-cinc anys. Agent de policia en actiu en una unitat de Policia - Mossos d'Esquadra.

Motiu de la consulta. Insomni sever i esclats de ràbia incontrolable a casa, posant en perill el seu matrimoni i la seva carrera. Segons ell, se sentia "cremat pel servei".

El Mur Conscient. L'Òscar venia amb una actitud resistent. L'entrenament policial et converteix en un expert analític. En la primera sessió creia que amb un parell de tècniques de relaxació en faria prou per calmar-se i seguir patrullant, però l'insomni no s'arregla intentant dormir. L'insomni, com ja saps (vegeu Biodescodificació, capítol 3) és hipervigilància biològica. El seu cervell no li permetia abaixar la guàrdia ni tan sols a la nit per por a ser atacat en la seva màxima vulnerabilitat.

El Desbloqueig (La Pregunta Junguiana)

Després d'esgotar el seu Factor Crític usant les tècniques d'inducció hipnòtica el vaig conduir a trànsit theta profund. Vam baixar a buscar la seva Ombra (aquella part de nosaltres mateixos que amaguem, neguem i projectem).

A la pregunta "qui ets quan ningú et veu? De què t'està protegint aquesta ràbia?". No hi havia "estrès laboral", hi havia terror a equivocar-se i a mostrar debilitat. La seva ràbia en família era una defensa per mantenir la gent allunyada, perquè creia que si els deixava acostar-se, el veurien "trencat o vulnerable".

L'Execució del Codi

Vam aplicar l'Enginyeria Inversa. En ple trànsit hipnòtic, vam orientar-lo a que veiés el seu insomni com un vell company de patrulla que ja es podia jubilar. L'antic programa ja no era útil. Vam instal·lar el CODI ARA, "a partir d'avui, quan travesses la porta de casa, sense l'uniforme, el vell sistema es desconnecta completament. El temps de patrullar s'ha acabat. A casa, tu no ets l'escut, ets el centre de pau. Et converteixes automàticament en pare, marit amable i cordial. Sents com es destensa automàticament l'estómac. Notes com la musculatura es relaxa. L'ordre de descansar comença, ARA".

Resultat.

L'Òscar va reduir els episodis de ràbia a gairebé zero en tres setmanes. A l'any, fent seguiment, va reportar que aconseguia dormir blocs ininterromputs de 7 hores per primera vegada en deu anys, salvant la seva relació familiar. Ell seguia sent un excel·lent policia, però ara, era ell qui portava l'uniforme, no l'uniforme a ell.

CAS 2. LA FAM INVISIBLE (LA SÍNDROME DEL REFUGI)

Perfil. Sílvia, trenta-vuit anys. Directora de recursos humans.

Motiu de la consulta. Menjar de manera compulsiva (especialment hidrats de carboni i xocolata a la nit). Venia de provar gairebé tots els mètodes nutricionals moderns i tres dietistes diferents. Efecte rebot constant en deixar les dietes i un excés de pes de vint-i-cinc quilos que s'asseia com una armadura.

El Mur Conscient. El seu neocòrtex coneixia totes les taules nutricionals de memòria, les calories i els macros, "sé exactament què no he de menjar i m'ho prohibeixo... però quan arriba la nit, em poso en pilot automàtic i endrapo el rebost, la nevera..."., deia frustrada. Voluntat versus Subconscient (i la voluntat de la Sílvia estava sense piles a les cinc de la tarda).

El Desbloqueig (La Biodescodificació)

Vam aplicar el capítol 3 sobre els codis corporals. Segons la biodescodificació el greix abdominal funciona com un escut de protecció emocional, el desig pels dolços representa una recerca desesperada de l'abraçada familiar" com una necessitat d'afecte pur. Va entrar en inducció lenta, utilitzant música a 432 Hz.. L'hi vaig llançar la pregunta Junguiana de benefici secundari, "per què necessites aquest pes extra i aquesta gana just ara?"

En estat d'hipnosi profund, la Sílvia es va començar a visualitzar com una nena petita que es construïa una muralla al voltant del cos perquè ningú la pogués ferir sentimentalment (després d'un matrimoni tòxic molt dolent que va acabar tres anys enrere). El seu l'Elefant interior li deia "posa't capes d'aïllant exterior, fes-te gran, perd el teu atractiu físic, així ningú es fixarà en tu i no et tornaran a fer mal mai més".

L'Execució del Codi

Desarmar aquesta creença va ser un procés profund. El vell programa no era el seu enemic, era el seu salvador i l'havíem d'agrair, "gràcies, cos, per protegir-la quan ho necessitava". Aleshores vam desinstal·lar-lo i reemplaçar-lo. Vam introduir l'àncora sensorial, "l'escut físic ja no és necessari per ser forta. El veritable filtre ja no està en la pell sinó en l'intel·lecte. ARA, el sucre i els hidrats de carboni de nit només t'inflen, però no t'abracen. Quan sentis buidor, buscaràs aigua i estiraments, sentint com l'aigua suau neteja tota l'opressió".

Resultat

En quatre mesos, l'ansietat nocturna va desaparèixer per complet. La Sílvia va perdre progressivament els 25 quilos de forma fluida i natural sense fer una dieta de xoc dràstica, sinó simplement escollint els aliments basats en nutrició, no en la por.

Per a casos amb aquesta profunditat, el protocol HipnoSI requereix un guiatge tècnic que difícilment es pot autogestionar només amb lectura.

CAS 3. EL FALS NUS A LA GOLA

Perfil. Juan, cinquanta-dos anys. Empresari autònom del sector decoració.

Motiu de la consulta. Episodis repetitius d'afonia persistent, problemes crònics a la gola i un bloqueig terrible abans de parlar en públic davant de proveïdors o a l'hora de presentar el pressupost per determinats projectes.

El Mur Conscient. Al·legava que eren problemes d'aire condicionat, estrès tèrmic i mala col·locació de les cordes vocals per massa hores de negociacions. Havia comprat multitud de xarops i caramels per la gola.

El Desbloqueig (Conflicte de Submissió)

Tal com vam veure a la secció de problemes respiratoris, la gola té una funció biològica evolutiva molt concreta, l'assimilació del conflicte i el bloqueig de la veritat ("paraules estancades per protecció o per no causar l'enfonsament territorial").

El vaig acompanyar a trànsit hipnòtic theta. "Jordi, ves fins al fons de la teva gola. On estàs fingint cada dia per poder facturar?". El seu sistema, per primer cop, va vomitar la resposta lliurement. Va admetre que no suportava a certs clients històrics de l'empresa (aquells que havien pagat el negoci quan no eren ningú fa 15 anys), als quals deixava parlar, cedint sempre a un abús de tarifes baixes per pura lleialtat tòxica. "Em fa por dir-los que no els agafaré més encàrrecs a preus antics i em guardo el crit a dins per no perdre els diners". Tota aquesta tensió silenciada li destrossava literalment l'aparell fonador.

L'Execució del Codi

Li vam ensenyar al seu elefant que, aguantar l'abús dels vells "amos" comercials li costaria avui la seva eina principal, la seva pròpia veu, amenaçant de ple el seu futur. Instal·lació del **CODI ARA.** "Recuperem el territori. Quan tinguis la temptació de cedir la teva veu i bloquejar-la, sentiràs que el teu pit creix amb una inspiració enorme de confiança, diràs la teva tarifa en veu alta i clara, sense dubtar, sabent que només aquells que respecten la teva força són dignes de ser clients. Activat, ARA".

Resultat

Dos dies després, va trucar als tres pitjors clients exposant-los les noves condicions. La gola va deixar d'estar bloquejada l'endemà mateix. Mesos després el negoci continuava millorant sense afonies ni xarops màgics.

CAS 4. LA TEMPESTA D'IRLANDA (EL PODER DEL TRÀNSIT EN LÍNIA)

Perfil. Magda . Una dona de València però resident a Dublín (Irlanda) va contactar-me, plorant, enmig d'un col·lapse personal absolut.

Motiu de la consulta. Estava travessant un procés de separació molt dolorós, amb un divorci conflictiu i una dura batalla legal per la custòdia dels fills. Vam fer la consulta virtual, tot el procés 100% en línia

El Mur Conscient. Consumida per l'ansietat, l'esgotament emocional i fumant com una carretera de manera totalment compulsiva per intentar rebaixar l'estrès. "No se com superar això" va dir.

El diagnòstic (L'anàlisi del sistema)

El seu cervell reptilià estava en mode "alerta màxima" les 24 hores del dia. El tabac no era el problema principal, era una anestèsia, el seu benefici secundari per poder suportar la por a perdre els fills, la casa i la desestructuració del seu territori (la família). Si li hagués tret el tabac el primer dia, el seu sistema hauria explotat.

La intervenció HipnoSI

Vam dividir el procés en dues fases estratègiques, demostrant que el Factor Crític es pot traspassar perfectament a través d'una pantalla i uns auriculars.

FASE 1 (Recuperar el comandament). Primer vam treballar la crisi vital. En trànsit hipnòtic profund, vam separar la seva identitat del conflicte legal. Dit més planer, no s'estava tractant la persona com si "fos" el conflicte judicial, sinó que es va separar la seva identitat del problema perquè pogués sentir-se com una persona sencera, més enllà d'aquella situació.

Vam instal·lar un **CODI ARA** de fortalesa i protecció, «soc la calma enmig de la tempesta». A mesura que guanyava seguretat en ella mateixa, va poder afrontar les negociacions dels advocats i la gestió dels fills des d'una ment calmada i analítica (com a Administradora), en lloc de fer-ho des del pànic.

FASE 2 (Desinstal·lar l'addicció). Un cop estabilitzada la custòdia i amb la clienta empoderada en la seva nova realitat, el tabac ja no tenia cap funció biològica. L'ombra ja no necessitava amagar-se darrere del fum. En una nova ronda de sessions virtuals, vam fer la reprogramació antitabac. El seu subconscient va acceptar immediatament substituir el fum per la llibertat i l'aire pur que representava la seva nova vida com a persona NO fumadora.

Em manifesta la clienta que, el preu del paquet de tabac que ella fuma, a Irlanda, en els moments d'aquesta teràpia és de catorze euros, el que significa per ella, fumant un paquet i mig diari, un estalvi de més de 630€ al mes. No només és salut el que va recuperar.

El resultat.

Va aconseguir tancar el divorci assegurant el benestar dels seus fills i mantenint un temple emocional que va sorprendre fins i tot al seu entorn. Posteriorment, va alliberar-se del tabac de manera definitiva i sense patir síndrome d'abstinència.

Nota de l'autor. Aquest cas desmitifica que la hipnosi requereix presencialitad. El teu subconscient no sap si soc a la cadira del davant o a dos mil setanta quilòmetres de distància, només respon a l'autoritat de la veu, a la freqüència de l'àudio i a la precisió del **CODI ARA**.

Si llegeixes bé entre línies aquests quatre expedients, t'adonaràs que la màgia no resideix mai en el terapeuta, aquest és l'eina que condueix a la transformació.

L'eina de canvi, el poder de guàrdia i la facultat regenerativa dels teixits i la pau mental sempre ha residit, únicament i en exclusiva, dins de les persones que ho patien. El terapeuta hipnòtic és l'entrenador/guia en aquest procés en el que tu, lector, ets l'atleta.

Ara ja saps quina és la teva passarel·la d'entrada i els codis mestres d'intervenció.

Aquesta és l'autèntica llibertat de l'usuari.

9.1 L'Ansietat com a Conflicte Biològic. Descodificació i Causa Arrel

El cervell reptilià no sap que estàs al sofà de casa teva. Quan activa l'ansietat, és perquè ha detectat una amenaça real, o el que ell interpreta com a real. Per a ell, una amenaça és qualsevol cosa que posi en risc la supervivència, ja sigui física, econòmica, relacional o territorial.

Les 5 causes arrel de l'ansietat des de la biodescodificació.

1. **Conflicte de territori**. Sensació de no tenir un espai segur, el cos respon amb hipervigilància constant.
2. **Conflicte de separació.** Por a ser abandonat, rebutjat o exclòs del grup, activa el sistema d'alarma social del còrtex anterior.
3. **Conflicte de paràlisi motor**. Vull actuar, però no puc o crec que no puc. El cos s'acumula d'adrenalina sense descàrrega.
4. **Conflicte d'identitat**. No sé qui soc quan no estic en rol. L'ego s'esfondra sense guió.
5. **Conflicte transgeneracional.** Ansietat heretada de generacions que van viure guerra, pobresa o trauma. El cos porta la memòria que la ment ja ha oblidat.

Pregunta diagnòstica. En quin moment concret de la teva vida vas decidir *inconscientment* que el món no era segur?

Cas real. La Núria, una funcionària de 41 anys amb ansietat des de feia sis anys, havia provat tres tractaments mèdics convencionals sense èxit i prenia antidepressius a diari des de feia molt temps. Tot va començar quan tenia nou anys, el seu pare va perdre la feina, ella va sentir la mare plorar per l'angoixa familiar i es va jurar a si mateixa «si no controlo jo, res no es pot controlar».

Finalment, en acabar la seva teràpia hipnòtica va ser capaç de deixar els medicaments.

9.2 Guió Intensiu. Dissolució de l'Ansietat Nocturna

Aquest guió intensiu és per ajudar-te a controlar l'ansietat nocturna,. La durada estimada és de vint-i-cinc a trenta minuts. El millor moment, al llit, just en anar a dormir, o durant un episodi d'ansietat nocturna. Recorda fer pauses per tal que la teva ment vagi assimilant les instruccions.

INDUCCIÓ

Tanca els ulls. Respira profundament tres vegades. Sense forçar. Deixa que el cos es relaxi.

10... el teu cap s'enfonsa suaument al coixí...

9... les teves espatlles cedeixen...

8... els teus braços pesen, pesats i calents...

7... el teu pit s'obre, l'aire entra fàcilment...

6... la tensió abandona el ventre...

5... les cuixes s'enfonsen...

4... les cames cedeixen...

3... els turmells, els peus...

2... tot el cos descansa...

1... estàs en un estat de profunda relaxació.

DESCODIFICACIÓ

Imagina que davant teu hi ha una pantalla. En aquesta pantalla escriu la paraula ANSIETAT. Observa-la sense judici.

Pregunta al teu cos, en la teva intimitat, on portes l'ansietat? Localitza-la. Posa-li una forma. Un color. Una temperatura.

Parla-li, de quin conflicte estàs intentant protegir-me? La resposta pot arribar com a imatge, sensació, paraula o memòria. Quan arribi, digues, gràcies, t'he escoltat. El conflicte original ja no existeix, avui estic segur.

REPROGRAMACIÓ — CODI ARA

Imagina una escala de colors. A dalt, el vermell intens de l'ansietat. A baix, el blau profund de la calma absoluta. Comences a baixar l'escala. Vermell... taronja... groc... verd... blau cel... blau profund... fins a arribar a un blau tan fosc, tan quiet, com el fons de l'oceà.

Aquí, el teu sistema nerviós entén: no hi ha amenaça. El cos pot descansar. La ment pot descansar. Digues mentalment tres vegades: Estic segur. Estic en calma. El meu cos sap descansar.

ANCORATGE⚓

Porta la mà dreta al pit i sent el batec del cor. Programa't "cada vegada que posi la mà al pit i digui mentalment CALMA, el meu sistema nerviós activarà aquest estat de seguretat".

Quan el cos deixa d'estar en alerta, reprograma'l per viure amb calma

L'ansietat és l'epidèmia del segle XXI. Segons estadístiques, un de cada quatre adults a Catalunya pren o ha pres ansiolítics. Les baixes laborals per estrès s'han triplicat en una dècada. L'insomni afecta el 48% de la població de manera regular i les solucions habituals disponibles; com pastilles, meditació d'aplicacions mòbils o programes de retir de mindfulness, tracten el símptoma, mentre el conflicte biològic continua actiu sota la superfície. En aquest capítol no trobaràs tècniques de relaxació, trobaràs protocols de reprogramació mental.

CLICA A L'ENLLAÇ O CODI QR I DESCARREGA EL TERCER DELS 5 ÀUDIOS

QR-3 ANSIETAT NOCTURNA (13:13 MIN, 432 HZ.)

9.3 Guió Intensiu. Insomni Profund i Son Reparador

L'insomni no és un problema de son. És un problema de sistema nerviós, de la neurofisiologia del son, que no rep permís per desconnectar.

L'insomni crònic es relaciona amb una hiperactivació del sistema nerviós autònom i cortical, que manté la ment en estat de vigília amb ones beta altes (14-30 Hz.), associades a alerta, la ment es manté en cavil·lació amb ones beta altes.

Per entrar en mode descans, el cervell ha de passar a ones theta (4-8 Hz.), típiques de la fase d'adormiment, però aquest canvi es bloqueja si el "sistema d'alarma" (amígdala i eix HPA) roman actiu.

La clau. *Hem de desactivar el mode Beta per poder entrar al Theta i dormir.*

La durada d'aquest guió és d'entre vint i vint-i-cinc minuts. Practica'l set nits consecutives per la teva reprogramació profunda.

INDUCCIÓ PER AL SON — Protocol 3-2-1 *adaptat*

Amb els ulls tancats, busca tres sons que pots sentir ara mateix. Potser el soroll del carrer, la respiració, el silenci de la nit.

Dues sensacions físiques. Contacte del cos amb el matalàs, temperatura de les mans...

Una cosa que notes a l'interior. El pes de les parpelles, el ritme lent de la respiració...

DESCÀRREGA DE L'ESTRÈS DEL DIA

Imagina una caixa de fusta sòlida davant teu. Pren tots els pensaments del dia —les preocupacions, les llistes, les converses inacabades— i posa-les a dins, una per una. Quan la capsa estigui plena, posa-hi tapa. Tanca amb clau.

Digues-li esteu aquí... Existiu... Demà us atendré... Ara no em necessiteu... La capsa s'allunya lentament.

INDUCCIÓ PROFUNDA — El Descens

Imagina que estàs a la part de dalt d'una escala de vint graons. Cada graó baixa cap a un son més profund. Vint... dinou... divuit... amb cada graó el cos s'enfonsa més... quinze... dotze... la ment es buida... vuit... cinc... gairebé no pots mantenir els pensaments... tres... dos... u... i ara el son et rep com l'oceà rep el riu. Ves fent pauses mentre comptes, son pauses entre els números per donar temps a la ment a relaxar-se.

Dorm. El subconscient vigila. El cos es repara. Demà et despertes renovat.

Resultat esperat en set nits. reducció del temps d'adormiment en un 60-70%. A partir de la nit 14, son de set hores o més sense interrupcions en el 80% dels casos treballats a hipnosi.cat.

9.4 CODI ARA d'Emergència. Activació Ràpida en 90 Segons

Quan un atac de pànic arriba, no tens temps per a guions de 30 minuts. La neurocientífica Jill Bolte Taylor, autora del llibre *My Stroke of Insight (2006)*, explica aquesta idea, on descriu que la resposta química d'una emoció al cos (com la ràbia o la por) dura uns **90 segons** abans de dissipar-se si no l'alimentem amb pensaments repetitius. Per tant, si no l'alimentes s'atura sola.

El **CODI ARA** de 90 segons treballa exactament en aquesta finestra.

FASE 1 — Ancoratge físic⚓ (0-30 seg.)

Posa els dos peus plans a terra. Sent el contacte. Mira un objecte fix davant teu i digues mentalment «soc aquí, hi soc ara, estic segur". Posa la mà dreta al pit. Inspira 4 segons, aguanta 4, exhala 6. Una sola vegada. Això activa el nervi vague (nervi pneumogàstric) i talla el senyal de perill en menys de 15 segons.

FASE 2 — Descodificació exprés (30-60 seg.)

Digues mentalment «el meu cos m'envia un missatge, no és una amenaça, és informació". Observa la primera paraula que apareix a la teva ment, sense jutjar, només observa-la, «fracàs», «judici», «pèrdua», «soledat». Nota-la i digues «gràcies, t'he vist.»

FASE 3 — Reprogramació exprés (60-90 seg.)

Frase d'ancoratge ⚓«ara estic segur, el meu sistema nerviós aprèn a calibrar-se. Jo m'ocupo de mi". Fes tres respiracions lentes, planta els peus al terra. Torna al present.

Un cop l'hagis practicat 10 vegades es converteix en reflex automàtic. No elimina el conflicte subjacent —per a això calen les sessions completes—, però interromp el cicle d'alimentació del pànic.

9.5 Protocol per a l'Estrès Laboral Crònic

L'estrès laboral crònic no és el resultat de treballar molt, en quantitat o temps (o ambdós). És el resultat de treballar en conflicte permanent entre el que fas i el que ets.

El cas de l'Adrià, director de vendes de quaranta-set anys i dotze anys treballant a la mateixa empresa. Infartat als quaranta-cinc. La seva primera frase quan va arribar a la consulta va ser «Ni tan sols m'agrada vendre". Portava dotze anys d'estrès crònic per un conflicte d'identitat no resolt.

Setmana 1 — Mapatge del conflicte

Aquesta és una tasca transformadora per tu, cada nit, durant cinc minuts pensa, quin moment d'avui ha activat més tensió al cos? Quin pensament l'acompanyava? No analitzis, només enregistra, apunta sense jutjar. Quan més et deixes anar i ho mires amb objectivitat més resultat obtindràs. Al cap de 7 dies tindràs el patró clar.

Setmana 2 — Trànsit diari de 15 minuts

Cada matí, abans d'anar a treballar, fes quinze minuts de trànsit hipnòtic amb l'ancoratge⚓, «avui separo el que faig del que soc. La meva feina no em defineix. Jo m'aporto valor des d'un lloc de llibertat". *Dedica't aquests moments.*

Setmana 3 — CODI ARA laboral

L'objectiu no és eliminar l'estrès sinó calibrar-lo, una certa tensió és necessària per al rendiment. Passar de l'estrès crònic destructiu a l'estrès agut productiu. Al final de la tercera setmana, la puntuació típica baixa de 7-8 a 3-4 en escala de l'un al deu.

Aquest és el "tornavís universal" del mètode HipnoSI. No importa si el teu problema és l'acidesa d'estómac, la por a parlar en públic o el tabac, l'arquitectura de la teva ment és la mateixa. Segueix aquest guió, llegeix-lo lentament en veu alta i grava'l, o segueix l'àudio del QR per començar la teva transformació.

1. Fase d'Accés (El Protocol 3-2-1)

Tanca els ulls. Respira profundament. Imagina que davant teu hi ha una escala de tres graons que baixa cap al teu subconscient.

3. Baixes el primer graó. El teu cos comença a pesar. Els sorolls externs es tornen irrellevants. Ets tu i la meva veu.

2. Baixes el segon graó, la teva ment es buida de paraules. Entres en el mode "Lectura". El sistema es relaxa.

1. Baixes l'últim graó. Estàs en trànsit profund, et trobes davant de la porta del teu subconscient. Entra.

2. Identificació de l'Error (El Símptoma)

Dins d'aquesta sala, hi ha una pantalla gegant on s'executa la teva vida actual. Localitza el símptoma que hem descodificat a l'Annex B. Nota la sensació física que et produeix. On és? Al pit? A l'estómac? Al cap? Mira la línia de codi que està causant aquest error. És un programa antic, una defensa que ja no necessites. Accepta que fins ara t'ha protegit, però declara en veu alta, "aquest codi ja no és vàlid".

3. Execució del CODI ARA

Ara, imagina que les teves mans són tecles de llum. Escriuràs el teu nou programa sobre l'antic. Visualitza com les lletres fosques desapareixen i en neixen de noves, brillants i eficaces.

- Visualitza la resposta nova, com et sents sense el símptoma? Quina decisió prens ara?.
- Sent la llibertat, nota com la pressió, el dolor o l'ànsia s'esvaeixen mentre el nou codi s'instal·la al teu disc dur emocional. Repeteix el teu **CODI ARA** tres vegades amb autoritat.

4. Segellament i Retorn

El canvi està fet, el programa s'està executant en segon pla de manera permanent a partir d'aquest mateix segon. A la de tres, obriràs els ulls sentint-te l'administrador del teu sistema.

1... El codi es fixa.

2... El teu cos es desperta.

3... Obre els ulls. **Control recuperat!**

EL CAPÍTOL EN 3 CLAUS

L'ansietat no és l'enemic. És un sistema d'alarma mal calibrat, no el silenciïs, reprograma el llindar d'activació.

El cos recorda el que la ment oblida, cada insomni, cada nus a l'estómac i cada taquicàrdia nocturna té una data d'inici. Troba-la i tens el codi d'error.

90 segons canvien el circuit. La finestra neuroquímica d'una emoció intensa és real i mesurable. El CODI ARA d'emergència no és un truc, és enginyeria de resposta ràpida.

CAPÍTOL 10. RESOLUCIÓ D'ERRORS

Què fer quan el trànsit hipnòtic sembla fallar

Has aplicat l'Enginyeria Inversa, has escoltat els àudios, però potser has xocat amb alguna frustració. És completament normal. No et frustris. Ets un usuari intentant aprendre a reprogramar-te per primera vegada.

AQUÍ TENS EL MANUAL DE RESOLUCIÓ D'ERRORS MÉS COMUNS

Error 404. "M'adormo abans d'acabar l'exercici"

- El problema. El teu cervell confon la relaxació muscular (ones Theta) amb el moment d'anar a dormir (ones Delta). T'has relaxat tant que has perdut la consciència.
- La solució. Canvia la fisiologia. Evita fer autohipnosi estirat completament al llit tret que vulguis curar l'insomni. Fes-ho assegut en una cadira de despatx o butaca on l'esquena estigui recta. Si el cap et cau, et despertaràs i mantindràs el fil de consciència.

Dificultat de visualització (Afantàsia). "No veig imatges en tancar els ulls"

- El problema. Quan llegeixes "imagina que baixes unes escales", et frustres perquè ho veus tot negre i et penses que no estàs entrant en autohipnosi.
- La solució. No tothom és "visual". Hi ha persones auditives i persones cinestèsiques (físiques). Si no visualitzes les escales, no passa res. Intenta sentir la barana freda de l'escala amb la mà, o sentir el so dels teus peus als graons. L'impacte subconscient és exactament el mateix. Fes servir el sentit que et sigui més dominant.

Pensaments intrusius. "La meva veu interna no calla, no paro de pensar en la llista de la compra".

El problema. El teu Factor Crític, es resisteix a desconnectar i t'envia missatges d'alerta. "Què fas aquí assegut? Estàs perdent el temps, has de fer el dinar".

La solució. No lluitis contra els pensaments, si hi lluites els dones energia. Aplica la "Regla del Núvol", mira el pensament com si fos un anunci pop-up a la pantalla, digues mentalment "ara no", i torna l'atenció a la teva respiració. Fes el compte "3-2-1" de nou per saturar el cervell. Amb pràctica, la veu interna es rendeix i calla.

Com ja he esmentat un "truc" és lliscar amunt el pensament distractor i enfocar-te de nou en la respiració.

Pantalla congelada. "No sento res físicament a l'instal·lar el CODI ARA".

El problema. Has desconnectat tant del teu cos durant anys per sobreviure a l'estrès, que ara et costa identificar l'emoció d'alleujament al pit o a l'estómac.

La solució. Utilitza la memòria mecànica. Recorda un moment real del teu passat on et vas sentir increïblement bé (el naixement d'un fill, un viatge, una bona notícia). Fes venir aquella sensació concreta, "captura-la" i llavors instal·la el teu **CODI ARA** associat a aquella memòria específica de benestar o alegria.

Nota de l'autor. En sessió molts em dieu, "Jordi, és que em ve al cap el pagament d'una factura, que he de portar el cotxe a l'ITV o el nano que m'ha suspès a l'institut". Collons, és clar! Tenim el cervell entrenat de tota la vida per estar en hipervigilància. Si el primer dia que us asseieu a practicar l'autohipnosi voleu levitar com un monjo tibetà, aneu malament, us genereu falses expectatives i aleshores us desinfleu. Si ve el pensament distractor, no us hi baralleu, deixeu-lo passar sense parar atenció, aleshores esteu dominant vosaltres a la ment i no a l'inrevés.

A la comissaria, si entra algú alterat, no el jutges ni t'hi enganxes sinó que el condueixes al lloc adequat i el deixes tranquil·litzar-se. Amb els pensaments, fes igual, dirigeix-los amb serenor cap al silenci interior

VACUNA ANTI-EXCUSES

Hi ha persones que manifesten "no tinc temps per tantes coses" quan els encarregues alguna d'aquestes tasques. Bé, només et vull dir una cosa, ha quedat demostrat empíricament que llencem a la runa moltes estones en aplicacions del mòbil, ordinador o bé mirant sèries a la tele.

Si revises al teu mòbil el temps que dediques a xarxes socials, notícies o jocs diversos, et sorprendrà el temps que hi perds diàriament. Comprova-ho ara al teu Android o iPhone, sense excuses de "no tinc temps". Per comprovar-ho segueix les passes a continuació i podràs seguir llegint aquest llibre essent conscient del temps que realment pots recuperar.

TUTORIAL PER ESBRINAR ON PERDS EL TEMPS AL MÒBIL

Android (Benestar Digital)

- Obre Ajustaments > Benestar digital i controls parentals.
- Veus un gràfic amb el temps total de pantalla avui, apps més usades i desbloquejos, toca'l per detalls diaris/setmanals i temps per app (xarxes, etc.).

iPhone (Temps d'Ús)

- Obre Configuració > Temps d'ús > Activa > Activitats d'aplicacions i llocs web.
- Consulta el temps total diari/setmanal, per categories, xarxes, jocs....
- Toca Veure totes les activitats per gràfics horaris.

EL CAPÍTOL EN 3 CLAUS

Error 1. Sobrecàrrega del Factor Crític

La ment conscient intenta controlar-ho tot. Solució, Saturació sensorial (3-2-1). No lluitis, distreu-la fins que es rendeixi.

Error 2. Expectatives de Hollywood

Busques visions místiques o "trànsit perfecte". Solució. Pesadesa lleugera amb respiració abdominal = èxit. Subtil però potent.

Error 3. Falta de Reforç

Un CODI ARA sense 21 dies és com plantar una llavor sense regar. Solució. Exercici diari i alarma programada. Constància és igual a automatisme.

REPTE I LLIBRE DE TREBALL DE 21 DIES

Els estudis de neurociència indiquen que llegir un concepte activa de forma limitada les xarxes neuronals associades, mentre que escriure'ls a mà i practicar-ho reforça les connexions sinàptiques i consolida una xarxa neuronal més ferma.

Aquest no és només un llibre, és el teu diari d'abord. A partir d'avui, comença el teu repte de vint-i-un dies. Fes servir aquests espais per documentar la teva reescriptura mental, també pots utilitzar el teu propi diari o qualsevol llibreta. Només el fet d'escriure de manera clara amb el teu puny i lletra el que et preocupa, el que t'està perjudicant o el comportament que vols canviar, ja suposa un primer acte de consciència i de responsabilitat cap a tu mateix.

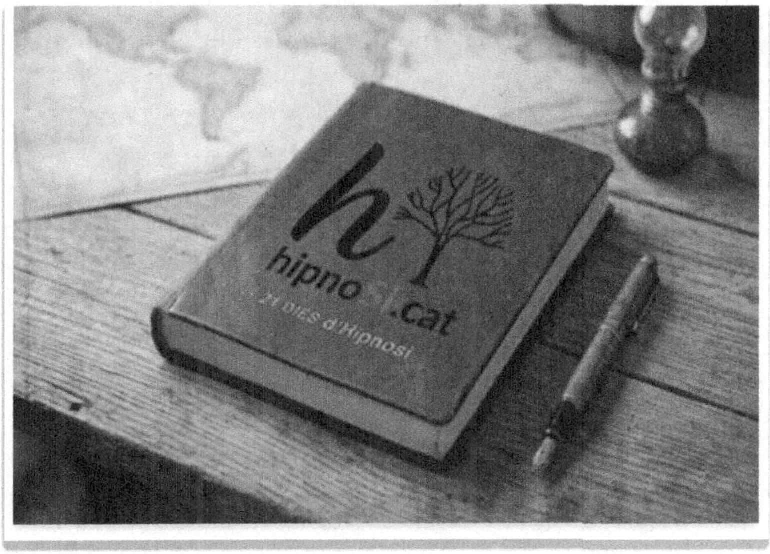

Quan ho escrius, obligues el subconscient a fer-se visible davant dels teus propis ulls. Deixa de ser una ombra indefinida i es converteix en una frase, una paraula, una imatge que pots mirar, llegir repetidament i, finalment, transformar.

Et proposo un camp d'entrenament de 21 dies, dividit en tres setmanes:

- Setmana 1. Desconstrucció i mapa de l'error.
- Setmana 2. Neteja de codi i trànsit.
- Setmana 3. Execució del **CODI ARA**.

Aquest ritme de 3 setmanes et permet anar de la teoria a l'acció, sempre acompanyat per la pràctica escrita i la integració emocional.

SETMANA 1. DESCONSTRUCCIÓ I MAPA DE L'ERROR

Durant aquesta primera setmana, no intentaràs canviar res. Només observaràs, faràs de detectiu del teu propi sistema interior. Et relaxes, fas les teves respiracions profundes i preguntes al teu subconscient. Sense expectatives, sense forçar, només permet que flueixi de manera natural aquesta informació.

Comença el procés amb una petita preparació.

Troba un espai tranquil un cop al dia, preferentment el mateix horari, fes tres o quatre respiracions profundes.

Tanca els ulls un moment, connecta amb el teu cos i després obre'ls i agafa el llibre, ara pots escriure preguntant-ho al teu subconscient, sense pressa, sense "resposta ideal". Només consciència.

Dia 1. Quin és el símptoma o bloqueig exacte que vull eliminar? Defineix-lo amb màxima precisió, com per exemple:

- "Ansietat intensa entre les 16:00 i les 19:00".
- "Tensió a l'esquena quan discuteixo amb algú".
- "Bloqueig emocional quan m'he d'expressar en públic".

Escriu-ho de manera clara, ja et separa del problema. Ja no ets "això", sinó algú que observa "això".

____

____

____

Dia 2. Aplicant el Bisturí de Jung. Pregunta.

- Per què el meu cos NECESSITA aquest problema ara?
- Quin benefici secundari ocult ofereix aquest símptoma?

És possible que et protegeixi de alguna cosa, que et reporti atenció, o que et permeti justificar-te per no avançar, no et jutgis quan escrius això, la intenció és comprendre, no castigar.

____

____

____

Dia 3. Què passaria si demà aquest problema hagués desaparegut del tot? Imagina-ho literalment.

- Què faries que ara no fas?
- Què no t'hauries d'afrontar si el problema ja no hi és?

Aquesta pregunta revela la por a la llibertat, aquella por que apareix quan el problema ja no serveix com a excusa.

____

____

____

Repeteix aquests tres passos cada dia de la primera setmana, adaptant-los a la teva resposta interna. Al final, tindràs un mapa clar del que vols eliminar, de perquè existeix i de què tens por si desapareix.

SETMANA 2. NETEJA DE CODI I TRÀNSIT

Aquesta setmana l'objectiu és dominar l'art d'entrar en trànsit profund, aprofitant la teva capacitat d'hipnosi i la potència de les freqüències sonores, dedicaràs 15 minuts al dia a escoltar l'àudio de suport a 432 Hz disponible a la pàgina 32, si prefereixes, aplicar el compte 3-2-1 per baixar ràpidament a ones Theta.

En aquest estat, el teu cervell és més receptiu a la nova programació.

Dia 10. Registre de Trànsit

Escriu quin signe físic notaràs primer quan entris realment en ones Theta.

- Pesadesa als membres.
- Formigueig en les mans o la cara.
- Ombres darrere els parpelles.
- Ulls que es mouen sota els parpelles.
- Aplanament de les faccions, sensació de "mà de plom" o "punta de llengua morta".

Només el fet d'anotar-ho fa que et tornis més sensible als teus propis senyals interns.

____

____

____

Dia 14. Disseny de l'Ancoratge[3]⚓

Ara construiràs una drecera neuronal per activar el trànsit hipnòtic de manera automàtica. Pensa en una paraula d'impacte, per exemple: "calma", "tranquil" i un gest físic concret; prémer el polze i l'índex, tocar el clatell, tancar la mà...

Anota clarament les paraules que has pensat anteriorment i el gest físic que has associat a la paraula, com per exemple: "cada cop que digui la paraula tranquil i em posi la mà al pit sentiré una profunda calma al cos".

[3] Ancoratge hipnoteràpia. Les neurones que s'activen juntes es connecten fortament (llei de Hebb)

A partir d'aquí, cada cop que repeteixis aquesta paraula amb aquest gest, el teu sistema recordarà el nou moment que ha quedat ancorat al teu subconscient.

____

____

____

____

SETMANA 3. Execució del CODI ARA

És el moment de sortir al "carrer" emocional i posar a prova el nou programari instal·lat, encara que el camp d'entrenament sigui intern, les proves reals es fan a la vida quotidiana.

Dia 17. Escriu literalment el teu **CODI ARA** complet

Aquesta és la versió escrita i conscient del futur comportament automàtic, segueix aquesta estructura, escrivint-la amb el teu puny i lletra.

"Subconscient, quan [Situació disparador]la meva resposta automàtica és [Acció nova]. Aquest canvi és permanent i sa. ARA".

____

____

____

____

____

Escriure el **CODI ARA** és molt més que una afirmació, és una instrucció clara i repetible dirigida al sistema subconscient.

Dia 21. Avaluació Final. Retorna al símptoma o bloqueig que vas escriure el dia 1 i pregunta't:

- Com reacciono ara davant del problema comparat amb fa tres setmanes?
- Quins canvis he notat en el meu cos?
- I en la meva ment?
- Què faig diferent quan apareix el disparador?
- He seguit el protocol dels vint-i-un dies o me'n he saltat algun/s?

Escriu-ho amb detall, sense minimitzar petits canvis. La micro-evolució és el que acabarà sent una gran transformació.

PROTOCOLS HIPNÒTICS PER AL PES I LA IMATGE CORPORAL

Aquesta secció conté els guions d'hipnosi especialitzats que complementen el treball dels 21 dies. Aplica'ls en paral·lel al diari

11. A Descodificació del Sobrepès. Les 3 Causes Biològiques.

El cos no acumula greix per culpa. El cos acumula greix per biologia. Per protecció. Per supervivència. Per memòria transgeneracional. I fins que no parles amb la part del cervell que va prendre aquella decisió, cap dieta del món no funcionarà de manera permanent.

La Marta pesava 92 quilos quan va venir a la consulta. Sis anys de dietes. «Em dic que soc una fracassada», va dir. La vaig aturar, «el teu cos no ha fracassat. Ha tingut un èxit perfecte fent exactament el que li van demanar. Hem de canviar la petició.»

Causa 1. Conflicte de protecció

«Necessito protecció amb volum". Típic en persones que han viscut abús o sensació de vulnerabilitat. El cos s'envolta de capes com una armadura biològica. Pregunta clau, de qui o de què et protegeixes?

Causa 2. Conflicte de reserva

«No n'hi haurà prou". Memòria de manca, personal o transgeneracional. Avis que van passar gana, períodes d'escassetat. El cos programa, «guarda reserves, no saps quan tornarà a faltar.»

Causa 3. Conflicte de desvaloració

«No valc prou tal com soc". El greix com a forma d'invisibilitat social. La por al rebuig és més poderosa que la voluntat de canviar.

Exercici. Tanca els ulls. Imagina't al pes ideal. Quin sentiment apareix? Si apareix por o resistència —enlloc d'alegria— el cos no vol arribar-hi perquè allà és perillós per a alguna part teva. Aquella part necessita ser reprogramada abans.

11.B Guió Intensiu. Reprogramació de la Gana Emocional.

La gana emocional descriu la tendència a menjar per regular emocions com l'estrès, la tristesa o la tensió, mentre que la gana física respon a una necessitat energètica real. Diferenciar-les pot ajudar-te a identificar si cal menjar o bé atendre una necessitat emocional amb altres recursos.

Aquest guió té una durada d'entre trenta i trenta-cinc minuts. La freqüència recomanada es de mínim dues vegades per setmana durant sis setmanes.

INDUCCIÓ

Seu còmodament. Tanca els ulls. Posa les mans al ventre. Sent el contacte. Tres respiracions profundes. Imagina una escala de deu graons, de marbre blanc. Comences a baixar. Deu... nou... vuit... set... cada graó t'apropa a una profunda consciència del cos... sis... cinc... quatre... tres... dos... u...

DESCODIFICACIÓ DE LA GANA

Pregunta al teu subconscient, quin buit intentes omplir amb menjar? Espera. No forcis, flueix, deixa't anar, i quan arribi la resposta —solitud, avorriment, estrès, tristesa, ràbia— digues-li, t'escolto, ets real. Hi ha una altra manera de donar-te el que necessites.

Pregunta-li, quin és el record més antic en què vas aprendre a utilitzar el menjar com a consol? Mira'l amb els ulls del present. Aquell nen o aquella nena va fer el millor que podia amb el que tenia, ara tens més recursos.

REPROGRAMACIÓ — El Nou Patró

Imagina un nou arxiu al teu subconscient amb el nom NODRIR-ME DES DE LA CONSCIÈNCIA. Dins d'aquest arxiu escrius tres maneres de satisfer la necessitat emocional real sense menjar. Pot ser una abraçada, un passeig, cinc minuts d'escriptura, una conversa, un bany calent. Cada vegada que el cos demani menjar sense tenir fam, l'arxiu s'obrirà sol.

CODI ARA PER A LA GANA EMOCIONAL

Ancoratge ⚓ «Reconec la meva fam real. Alimento el meu cos quan té gana real. Alimento la meva ànima amb el que realment necessita". Repeteix tres vegades posant la mà al ventre per fixar el teu gest àncora.

11.C Guió per a la Imatge Corporal i l'Autoestima

El problema no és el pes. El problema és la relació amb el cos. He treballat amb persones d'IMC -Índex de massa corporal- perfecte que s'odiaven al mirall, i persones amb 30 quilos de sobrepès que vivien en pau i felicitat amb el seu cos. La imatge corporal és una construcció mental. I les construccions mentals es poden reconstruir.

INDUCCIÓ — La Porta del Mirall

Tanca els ulls. Respira. Imagina que estàs davant d'un mirall antic, de marc daurat. Però aquest mirall no reflecteix el teu aspecte físic. Reflecteix la teva essència. La teva força. El que ets quan ningú et mira i no has de demostrar res.

ALLIBERAR EL JUDICI HERETAT

Apareix davant del mirall una persona que un dia et va dir alguna cosa sobre el teu cos. Observa el missatge escrit a l'aire. Ara agafa una goma d'esborrar. Esborra'l, lletra per lletra, sense pressa, amb detall. «Això era la seva por, no la meva realitat. Jo retorno el que no és meu". Quan el missatge hagi desaparegut, escriu en el seu lloc «el meu cos és intel·ligent, fort i mereixedor de cura i amor.»

INTEGRACIÓ — La Carta al Cos

Escriu mentalment una carta al teu cos. No sobre pes ni mides, sinó sobre història. Tot el que ha fet per tu, cada matí que t'ha portat fins aquí, cada ferida que ha curat, cada abraçada que ha sentit. Acaba amb «et demano perdó per les vegades que t'he tractat com a enemic. A partir d'avui, som socis, amics, un equip.»

11.D Protocol Familiar. Alliberar Memòria Transgeneracional de Gana.

La mare de la Marta havia viscut la postguerra. L'àvia havia perdut un fill, va morir de gana. «A casa meva, el plat s'acabava sempre. No acabar-lo era un insult, hi ha nens a l'Àfrica que no tenen res per menjar, fins que no t'ho acabis no t'aixeques». Vint-i-vuit anys de condicionament, «menjar = supervivència = honor a la memòria familiar".

És possible que alguna d'aquestes frases et ressonin personalment.

Pas 1. Identificació de la línia

Pregunta als teus pares o avis, hi ha hagut alguna època de manca alimentària a la família? Potser algun missatge sobre el menjar es repetia, «ets afortunat de tenir menjar, no se'n llença mai».

Pas 2. Honora i allibera

En trànsit hipnòtic, imagina't davant de l'avantpassat que va viure la mancança. «Et reconec, el teu patiment era real, gràcies per haver-me donat vida. Jo visc en un temps diferent. La manca ja no existeix per a mi, allibero el teu cos de portar el teu patiment. Pots descansar».

Pas 3. Nova instrucció biològica

Visualitza un interruptor etiquetat com a "RESERVES DE SUPERVIVÈNCIA". Gira'l a «calibrat perfectament», ni excés ni manca. El cos sap que n'hi ha prou. Que sempre n'hi haurà prou.

La clau. De vint-i-tres clients tractats amb el protocol transgeneracional, dinou van perdre entre vuit i vint-i-dos quilos en sis mesos sense cap canvi dietètic forçat. Perquè quan l'elefant entén que no hi ha perill, no necessita l'armadura.

EL CAPÍTOL EN 3 CLAUS FINAL

Ara ets l'Administrador. Has llegit el manual. Ara executa el protocol. La transformació no passa quan tanques el llibre, passa quan obres els ulls i actues.

El subconscient aprèn cada vegada que apliques una tècnica, enforteix una connexió neuronal nova. Cada vegada que no ho fas, es reforcen les antigues.

Benvingut al control real. Ja tens el codi. Ja saps on és la porta. Ara és qüestió d'entrar-hi cada dia.

MANIFEST I JURAMENT O PROMESA

Jo,____,

En el dia d'avui, reconec i accepto que durant massa temps he cedit les credencials de la meva vida a programes obsolets, pors heretades i condicions biològiques que ja no em serveixen.

Reconec que el meu subconscient és un servidor lleial que ha intentat protegir-me amb el millor que sabia, però a partir d'aquest precís instant, assumeixo el lideratge total i innegociable com a Administrador Únic del meu sistema operatiu.

Em comprometo a:

No ser mai més una víctima de les meves circumstàncies. Els meus símptomes són senyals, no sentències.

Deixar de fingir en aquells llocs on m'estic apagant per complaure els altres.

Utilitzar el meu **CODI ARA** i el meu poder de focalització per protegir la meva pau interior.

Entendre que la voluntat s'esgota, però que la reprogramació des de l'arrel transforma.

Reclamo el control, recupero l'autoritat, la transformació ja està en marxa i els canvis instal·lats són permanents, fluids i positius per a mi.

S'executa l'ordre. ARA. (Omple les teves dades, la data i signa en conformitat).

Localitat____________________________ (Data): ____ /________ / 20___

Signatura:

ANNEX A. GUIONS **CODI ARA** RÀPIDS. QUINZE PLANTILLES PER A LA TRANSFORMACIÓ DIÀRIA.

Aquest annex és el teu manual pràctic per replicar resultats de manera autònoma i instal·lar nous hàbits directament al teu subconscient. Cada guió requereix únicament quinze minuts del teu dia, preferiblement a través de l'autohipnosi guiada que hem après al capítol 4. He dissenyat aquestes quinze plantilles fugint d'estructures feixugues, per tal que tinguis un text amable, fluid i directe a l'hora de gravar els teus propis àudios o fer les teves visualitzacions.

El protocol essencial abans de començar

Busca un lloc tranquil i seu amb l'esquena recta. Agafa una llibreta i bolígraf per anotar quin serà el teu "disparador" (allò que desencadena l'hàbit que vols canviar) i puntua de 0 a 10 el teu nivell d'ansietat o dependència actual. (zero= poc, 10 = màxim)

Realitza la inducció 3-2-1 del capítol 4 per entrar en un trànsit lleuger.

Un cop relaxat, llegeix o escolta el teu guió lentament, fent una pausa profunda d'uns trenta segons a cada afirmació clau perquè el teu cos integri la sensació física.

Finalment, fes l'ancoratge ⚓, digues "ARA" en veu alta i junta el dit polze amb l'índex de la mà dreta tres vegades seguides. Sentiràs un "clic" intern.

Desperta comptant del zero al cinc i anota com et sents. Si et comprometes durant vint-i-un dies, la transformació serà permanent.

*«Un **CODI ARA** no és esperança, és programari instal·lat".— Jordi Lloberas*

1. Deixar de fumar (Quan l'estrès demana una pausa)

Quan l'estrès apareix i el teu cos et demana un cigarret, no et jutgis. Respira. No és debilitat, és només un record antic, un patró neuronal que una vegada et va donar sensació de descans, però que ja no et serveix. Aquest impuls no ets tu, és només un eco del passat que ara pots reprogramar.

Deixa que aquest desig s'expressi sense resistència, com una onada que arriba i marxa. Et lleves lentament, amb consciència. Vas fins a la cuina i t'omples un got d'aigua molt freda. Observa com la llum hi balla dins, com si la vida mateixa t'oferís una nova oportunitat de renaixement.

Porta el got als llavis i beu a petits glops, lentament, notant com la frescor recorre la teva gola i arriba fins al pit. Aquella zona que abans cremava amb el fum ara s'omple de claror, puresa i força. Sents com si l'aigua estigués netejant cada cèl·lula, dissolent la memòria de la nicotina i els patrons de dependència que portaves gravats.

Ara tanques els ulls. Inspires profundament durant sis segons, l'aire entra i expandeix els pulmons, oxigenant-los, despertant-los.

Retens durant quatre segons, deixant que el cos memoritzi la calma i exhales durant vuit segons, deixant sortir tot el que ja no necessites: tensió, estrès, necessitat, records. Tres rondes completes. Tres portals que et condueixen cap a la llibertat.

Pots sentir-ho clarament, cada respiració es converteix en poder. El teu pit s'obre com mai, l'aire flueix net, i el teu cervell rep un missatge inequívoc — això és el que realment és descansar.

Aquesta seqüència queda instal·lada en el nucli mateix del teu sistema nerviós com una nova resposta automàtica. D'ara endavant, cada vegada que l'estrès et demani una pausa, el teu subconscient recordarà aquest ritual, aigua freda, respiració profunda, calma instantània.

El reflex del cigarret es desfà. El teu cos i la teva ment es desenganxen amb alleujament.

On abans hi havia dependència, ara només hi ha puresa, poder i llibertat.

Ets un ésser nou, regenerat, completament capaç d'autocalmar-se sense substàncies, el teu cos t'ho agraeix. Els teus pulmons somriuen. La teva ment s'expandeix.

Aquest moment marca un abans i un després. ARA queda fixat..

2. Fam emocional (Quan l'ansietat o l'enuig reclamen menjar)

Detectes ràpidament aquesta gana que no és física, sinó un buit emocional. En aquest moment, beus lentament un got gran d'aigua a temperatura ambient i col·loques suaument la teva mà dreta sobre l'abdomen. Fas deu respiracions conscients, inspires i notes com la teva panxa s'omple i s'infla de vida, exhales i es buida de tensió. A poc a poc, sentiràs una calidesa molt dolça i suau que omple aquest buit emocional. El teu estómac se sent completament satisfet. Aquesta fam emocional s'ha transmutat en una energia estable i tranquil·la. Aquesta seqüència automàtica està instal·lada al teu sistema. ARA queda activat.

3. Ús compulsiu del mòbil (La necessitat constant de revisar la pantalla)

De cop, sents com la teva mà busca el telèfon per pura inèrcia. Ara, tranquil·lament, tanques la pantalla i gires el mòbil cap avall perquè no t'interrompi. Aixeques la vista i mires durant trenta segons un objecte real del teu voltant, com una planta, l'exterior d'una finestra o el cel, respirant al mateix ritme pausat del qual observes.

Sentiràs com el silenci intern s'expandeix pel teu pit, creant una pau profunda, connectant-te amb el món real i alliberant una dopamina natural i sana. Aquest és el teu nou patró neuronal. ARA.

4. Vèncer la procrastinació (Quan evites aquella tasca important)

Apareix el pensament ràpid d'evitar allò que hagis de fer i deixar-ho per demà. En adonar-te'n, comptes en veu alta "cinc, quatre, tres, dos, un" i canvies el teu estat físic ràpidament, aixecant-te o movent-te amb energia. Et compromets a iniciar la tasca exclusivament durant dos minuts, alliberant-te del pes de la perfecció. Sentiràs com un impuls d'energia positiva i motivació va construint-se al teu interior, la resistència es fon com gel i entres en un flux constant de productivitat. Et sents capaç i resolutiu. ARA.

5. Despertar vital (Quan l'alarma sona i el cos pesa)

Sona l'alarma i sents el cos pesant, buscant l'excusa per dormir deu minuts més. En aquest instant, poses els peus fermament a terra, vas cap al bany i et rentes la cara amb aigua freda durant deu segons. Et mires al mirall i dius en veu alta i amb convenciment, "la meva energia de dia puja ara". Sentiràs com la teva sang comença a circular amb força, els teus ulls s'aclareixen i tot el teu cos es desperta completament viu i connectat. La rutina d'allargar l'alarma ha estat eliminada per sempre. ARA.

6. Consum nocturn d'alcohol (El desig d'una copa- o més d'una- per relaxar-te)

T'asseus al sofà, i el pes del dia cau de cop sobre les espatlles. El cervell et demana aquella copa, com si fos l'única via per desconnectar. Sents la temptació d'apagar-ho tot amb un glop, però avui fas una pausa conscient.

Inspires profundament. Et lleves amb calma i et prepares una infusió ben calenta o un te verd aromàtic. Mentre l'aigua bull, ja comences a sentir com el ritme interior desaccelera, com si cada soroll de la cuina et digués, "no cal res més".

T'asseus còmodament amb la tassa a les mans, notant la calidesa que s'hi escampa. L'aroma t'envolta, suau, reconfortant. A cada glop, el cos s'alleuja, la ment es desfà dels pensaments i es fon amb la quietud.

Imagina l'endemà, et despertes amb el cos lleuger, la pell clara, la ment desperta i tranquil·la. Dormiràs profundament, sense interrupcions ni càrregues químiques, i el teu dia començarà amb una energia neta, autèntica.

Notes com el teu cos s'omple de puresa interna. És una relaxació que neix de dins, natural, sense artifici. Una calma veritable, no induïda. Aquesta és la sensació de llibertat que sempre havies buscat.

Has triat amb saviesa. Has triat la decisió sòbria i conscient, i el teu cervell registra aquest moment com un nou codi de benestar automàtic.

Et sents lliure. Net. En pau. ARA.

7. Excés de cafè (Quan arriba l'impuls de prendre una tassa innecessària)

Sents aquella necessitat tensa d'anar a buscar més cafè per mantenir el ritme. T'atures un segon. En comptes de la cafeïna, et beus un got d'aigua fresca i dediques només un minut a estirar els braços amunt i relaxar les cervicals amb suavitat. Durant seixanta segons, inspires i exhales rítmicament només pel nas. Sentiràs com el teu cos es desperta amb una alerta molt natural, asserenada, mantenint una energia meravellosament estable que durarà hores, sense cap tremolor. És un patró saludable instal·lat permanentment. ARA.

8. Desconnexió de les notícies o xarxes (Quan el drama o les discussions t'atrapen)

Surt a la pantalla una notícia, una crítica o una imatge negativa. En una fracció de segon, notes com el teu cos reacciona, el pit es tensa, la mandíbula es bloqueja, i la respiració s'escurça. El cervell interpreta el senyal com una amenaça, encara que no n'hi hagi cap.

En aquest moment, recordes el teu poder de reprogramació. Fas una pausa conscient. Inspires lentament, profundament, durant deu segons, deixant que l'aire t'ompli de serenor. Mentre respires, enumeres mentalment tres coses bones i senzilles del dia d'avui —un somriure, una paraula amable, un instant de calma— i connectes amb l'ara.

Aleshores et dius amb veu ferma, interiorment, "el meu centre roman intacte i en pau". Aquestes paraules activen el teu codi intern de seguretat. Notes com un ancoratge profund i sòlid s'estableix dins teu, com una columna de llum que t'envolta, t'arrela i et protegeix. Cap caos extern, cap energia tòxica, pot traspassar aquest camp de serenor que ara t'envolta.

El teu filtre protector s'activa completament. Et mantens present, clar i lliure. Pots observar sense absorbir, escoltar sense carregar-te, viure sense perdre't. ARA és el teu punt de poder.

9. Compra impulsiva conscient (Abans de fer un clic compulsiu a internet)

Tens el carretó de la compra ple, i mentre mires la pantalla sents aquella urgència subtil que et convida a pagar ara mateix, com si aquell clic pogués omplir un buit intern. La ment et diu "ho necessito", però al fons saps que és només una forma de buscar alleujament momentani.

En aquest instant, fas un acte de consciència. Tanques la pestanya del navegador. Respires profundament tres cops, deixant que la impulsivitat es transformi en serenor mental. Agafes un full i escrius amb calma tres motius raonats i objectius pels quals no cal fer aquesta compra avui. Potser no la necessites realment, potser és més un premi emocional que un objecte útil, o potser simplement pots esperar.

Decideixes per sistema aplicar-te una pausa de vint-i-quatre hores. Durant aquest temps, deixes que el desig es refredi, que la ment torni al seu centre, i que la decisió sorgeixi des de la claredat, no des del buit.

Quan ho fas, sents com un ancoratge intern de maduresa i control s'activa dins teu. És una sensació nova, però familiar: poder, serenor, coherència. El teu subconscient entén que no controlar els impulsos també és una forma d'autoprotecció.

I en aquest punt, notes com la calma s'expandeix. Les teves finances es tornen més estables, la teva energia més enfocada, i el teu orgull més autèntic. Has pres una decisió adulta, intel·ligent, conscient, Ets un comprador plenament conscient. **ARA**

10. Superar la negativitat matinal (Revertir el primer pensament gris del dia)

Obres els ulls al matí i de seguida et ve al cap una preocupació o un pensament gris i pesant. El detectes immediatament. En veu alta, dius almenys tres aspectes positius del teu dia, encara que siguin petits com el sabor d'un bon esmorzar que et faràs, un passeig agradable o sentir el sol de matí a la cara. Et mires al mirall i et regales un somriure sincer durant vint segons. Sentiràs com la gratitud va omplint gradualment tots els espais buits de la teva ment, esvaint l'ombra i deixant-te l'ànim a punt per viure un dia magnífic. La vella rutina matinera queda totalment reprogramada. ARA.

Segona part. Superant l'ansietat i les pors

11. Gestió d'ansietat generalitzada (Quan sents un pes i pressió al pit)

Comences a sentir com l'ansietat i la pressió s'apoderen del teu pit, accelerant-te innecessàriament. Fas una pausa immediata. Apliques el mètode de respiració "4-7-8", inspires pausadament pel nas durant quatre segons, retens l'aire al pit durant set segons i l'exhales en silenci bufant per la boca durant vuit segons. Ho repeteixes en quatre cicles, amb la teva mà descansant càlidament al pit esquerre. Sentiràs ràpidament com el pit s'obre, l'opressió es fon literalment com un vapor al sol i una calma sòlida i arrelada s'instal·la al teu centre vital. És una nova resposta automàtica que sempre et protegeix. ARA.

12. Concentració en exàmens o proves (Vèncer la por a quedar-se en blanc)

Sents com el temor de suspendre, d'equivocar-te o de quedar-te sense resposta t'assalta poc abans de la prova. Et posiciones ferm i et dius clarament: "He estudiat i ja sé prou, el meu cos i la meva ment ho recorden perfectament". Tanques els ulls i et visualitzes de manera nítida i brillant durant mig minut, estàs responent de forma totalment fluida, tranquil·la i esbossant un somriure autèntic quan lliures l'examen finalitzat amb èxit. Sentiràs una gran confiança recorrent el cos alhora que la memòria cognitiva s'activa instantàniament. L'estat mental positiu per aprovar ha estat activat. **ARA**.

13. Parlar en públic (Vèncer el pànic escènic i els nervis de presentació)

Pocs instants abans de sortir davant el públic, notes com el pols s'accelera, les mans es tornen lleugerament humides i l'escenari s'imposa com un espai immens i desconegut. El cos entra en alerta, però aquesta vegada no fugen les sensacions, les observes amb serenor.

Tanques els ulls un instant i inspires profundament, portant tot l'aire a la panxa, no al pit. A mesura que l'abdomen s'expandeix, el sistema nerviós rep el missatge de seguretat. A cada exhalació, el cos es reprograma. La ment entén, "no és perill, és oportunitat".

Ara obres els ulls i mires l'escenari. Somrius lleugerament, com si davant teu hi hagués persones conegudes, persones que volen escoltar-te, no jutjar-te. En aquest somriure hi ha una clau secreta, el cervell activa circuits d'empatia i confiança immediata.

Et centres **només** en la primera frase. No en el resultat, no en el judici, només en allò que dius ara. La pronuncies lentament, amb presència, amb el cor obert. En el moment en què aquestes paraules surten de la teva boca, el flux canvia, la veu s'aprofundeix, el ritme s'estabilitza, i tot el teu ésser entra en coherència.

De sobte, l'escenari ja no és un lloc hostil. És un espai compartit. Sents la connexió amb l'audiència, càlida, viva, humana, com si estiguessis conversant amb amics que t'escolten amb afecte. Cada mirada et retorna calma, cada respiració et reafirma. Les teves paraules brollen amb naturalitat, com si sempre haguessin estat allà esperant sortir. El cos i la veu treballen junts, harmònicament. Ets tu mateix, ple, confiat, genuí.

A mesura que parles, la por es dissol i deixa pas a una presència magnètica. La teva energia s'expandeix i les paraules flueixen amb força i autenticitat.

Has vençut el pànic. Has transformat l'adrenalina en poder, i el nervi en inspiració, ets un orador segur, confiat i brillant. **ARA** queda fixat.

14. Sanar el rebuig amorós (Superar la por a quedar-se sol)

El record o el fantasma de la solitud t'ataca i et dona una punxada dolorosa de rebuig i mancança. Automàticament, t'ho impedeixes, respires i dius suaument per dins, "soc complet encara que estigui sol, em sobra amor a l'interior". Recordes els rostres i les qualitats d'amistats o familiars que sempre t'han demostrat que t'estimen. Immediatament, sentiràs el cor omplint-se d'una escalfor intensa i suau, provinent d'un profund i robust amor cap a tu mateix. T'acabes de proclamar emocionalment independent i sa per sempre. ARA.

15. Tranquil·litat durant un vol (Perdre el pànic a les turbulències)

Mentre esperes l'enlairament o durant una forta turbulència, el cor es desboca i perds el control racional. Respires de forma equilibrada. Col·loques les mans sobre les teves cuixes, pressionant amb una fermesa tranquil·litzadora, mentre dius per al teu interior, "aquest cos sap volar de manera innata i estic en mans d'experts que controlen totalment la situació". Vas adaptant el ritme lent de la teva respiració a la vibració regular dels motors de l'avió. Sentiràs que el teu centre vital pesa i t'arrela amb la mateixa fermesa que si estiguessis sobre terra, atorgant-te un trajecte absolutament segur i protegit. Ets un viatger lliure i confiat en qualsevol vol. ARA

ANNEX B. DICCIONARI DE BIODESCODIFICACIÓ

El teu cos no comet errors. Cada símptoma és una solució biològica d'emergència davant d'un conflicte emocional no resolt.

Aquí tens la guia completa i precisa per localitzar l'origen del teu dolor, trobaràs símptomes amb descripcions acurades i extenses.

Instruccions d'ús.

- Localitza símptoma (Cap. 3 inventari).
- Llegeix conflicte detallat + pregunta biodescodificadora.
- Connecta amb pregunta Jung (Cap. 2).
- Porta trànsit hipnòtic (Cap. 4) + **CODI ARA** (Cap. 5).
- Diari 21 dies. Evolució, escala de 0-10.[0 res, 10 molt].

Nota de l'Annex B

Aquest diccionari és per consultar-lo quan tens un símptoma que no entens. Busca el teu, llegeix el conflicte, fes-te la pregunta i porta-la al trànsit hipnòtic del capítol 4.

Si veus que la teva pregunta toca quelcom que reconeixes, enhorabona, acabes de trobar el símptoma que cal reescriure i canviar.

Bufeta — Cistitis

La biologia de la bufeta està lligada a marcar i organitzar els límits del teu hàbitat. És, per excel·lència, un conflicte de territori. Sents ràbia perquè algú envaeix el teu espai personal (físic, sexual o laboral) i no se't permet delimitar les regles. Orines més per "marcar" l'entorn, com fan els mamífers.

Pregunta. Qui està envaint el meu espai vital o em prohibeix organitzar el meu territori?

Budell gruixut — Còlic

Reflecteix la presència d'una "brutícia emocional" que estàs retenint i no aconsegueixes eliminar. Es tracta d'una "porqueria" viscuda de manera indigna (traïcions, trampes, secrets familiars). El dolor espasmòdic és l'esforç biològic per intentar expulsar aquesta situació pudent que et contamina.

Pregunta. Quina brutícia emocional, engany o situació pudent em nego a deixar anar i retinc a dins?

Budell prim — Descomposició

Tens una realitat que no és assimilable. El teu sistema expulsa la informació (o l'aliment) ràpidament per evitar haver d'integrar un trauma o una notícia xocant. És un intent desesperat de netejar el sistema d'una "brutícia" emocional sobtada.

Pregunta. Quina situació m'ha fet sentir tan brut que necessito expulsar-la immediatament? Que no puc interioritzar o assimilar?

Còlon — Restrenyiment

Tens una por ancestral a la carència. El teu cos reté les deixalles (el passat "brut") per por a quedar-te buit. És un programa de retenció d'informació i recursos que sovint arrossegues d'avantpassats que van patir fam o misèria.

Pregunta. Què estic retenint amb desesperació per por a no tenir prou en el futur? Què retinc per por de quedar-me buit? [Jung 1]

Estómac — Indigestió/Acidesa

La teva ment reptiliana percep una situació o una persona com a "tòxica". El teu estómac produeix un excés d'àcid per intentar desintegrar químicament una realitat que consideres inacceptable, com si fos un aliment indigest que t'has hagut d'empassar per força.

Pregunta. Què o qui estic intentant digerir que em resulta totalment inacceptable? Què rebutjo empassar-me ara mateix? [Jung 2]

Fetge — Cirrosi

És la ràbia cronificada i "endurida". Representa anys d'acumular rancúnia no expressada, el fetge es "fibrotitza" com si fos ràbia solidificada. Sovint les addiccions actuen com una màscara d'aquest dolor estructural.

Pregunta. Quina ràbia porto dins de fa anys sense resoldre?

Fetge — Hepatitis

El fetge és la seu de la ràbia i el futur. Indica ràbia contra un futur frustrat o "indigest". Si sents que els teus projectes o el teu esdevenir són "tòxics", el fetge s'inflama en un intent de neteja emocional forçada. El fetge filtra toxines, aquí està filtrant un "futur tòxic".

Pregunta. Quina ràbia antiga estic amagant darrere de la meva fatiga o les meves addiccions? Què del meu futur em genera ràbia profunda?

Gastritis

És la ràbia destructiva acumulada contra una autoritat que t'has hagut d'empassar sense protestar. L'estómac es "corroeix" a si mateix com a metàfora de l'autoagressió reprimida. El teu sistema està cremant per dins perquè no s'atreveix a cremar per fora.

Pregunta. Quina injustícia m'està menjant per dins i contra qui vull explotar?

Pàncrees — Diabetis

Representa la dolçor vital perduda. Ets incapaç de suportar una "amargor" prolongada (trauma amorós, família freda). El pàncrees regula el sucre, aquí el missatge és que "no hi ha dolçor vital" per metabolitzar.

Pregunta. Quina amargor vital estic suportant sense dolçor?

Pàncrees — Pancreatitis

El pàncrees segrega insulina per processar la "dolçor" i enzims per a la digestió. La pancreatitis respon a un conflicte extrem d'ignomínia i amargor. Implica situacions que no pots digerir perquè són viscudes com a profundament injustes (herències, traïcions familiars). És una oscil·lació violenta entre el desig de dolçor i una realitat insuportable.

Pregunta. Quina injustícia traïció o disputa visc que no puc pair?

Sobrepès (Greix abdominal)

El subconscient crea una armadura física. El greix al ventre és un escut dissenyat per protegir el teu centre vital contra amenaces percebudes: rebuig, atacs o la por a ser invisible. El teu cos et fa "gran" perquè el món t'ha de veure o perquè necessites protecció.

Pregunta. De què em vull protegir realment fent-me més gran o més pesant? Què em fa sentir petit o vulnerable? [Jung 4]

Úlceres

Representen una ràbia destructiva acumulada que va més enllà de la injustícia, hi ha un desig inconscient de "destruir" la font (persona o situació). L'estómac corroeix la seva pròpia mucosa com a metàfora de l'autoagressió reprimida quan no es pot expulsar la ràbia.

Pregunta. Què vull destruir, però no puc? Quina ràbia no dic o no expulso?

2. SISTEMA RESPIRATORI

Asma

Reflecteix un profund sentiment d'asfíxia emocional, vinculat a la por a perdre la protecció materna primària (real o simbòlica). Sents que no pots respirar sense aquesta figura de seguretat o experimentes un dolor no plorat. Sol activar-se per traumes d'infantesa o abandonament.

Pregunta. Quina protecció o figura materna necessito ara mateix per poder respirar lliurement i segur?

Bronquitis

Aquesta inflamació indica una amenaça o invasió percebuda dins del teu territori personal o familiar (el teu "niu"). La tos és l'intent biològic d'expulsar allò que et fa sentir oprimit o acorralat. Pot reflectir un entorn de baralles on sents que no tens veu per defensar-te.

Pregunta. Què o qui està envaint o atacant el meu niu o espai vital que intento expulsar?

Faringitis

Conflicte. La faringe és el canal on "t'empasses" la vida. Aquesta inflamació amaga una forta ràbia callada i discussions o veritats que vas decidir no verbalitzar per por a les conseqüències. Sents que t'has vist obligat a "empassar-te" paraules, injustícies o humiliacions, i la teva gola s'inflama cremant com una protesta física i dolorosa contra aquesta submissió obligada.

Pregunta. A quina discussió, ràbia profunda o veritat vaig callar i em vaig empassar recentment?

Gola — Afonia i faringitis

Tens una comunicació bloquejada. L'afonia és el "tallafoc" de seguretat per evitar que diguis una veritat que consideres perillosa o prohibida. La faringitis és la ràbia d'una discussió que et vas empassar i que ara t'està cremant el coll.

Pregunta. Quina veritat m'encalla a la gola i no m'atreveixo a cridar? [Jung 3]

Nas — Epistaxi (Hemorràgia nasal)

El nas representa el teu valor, orgull i imatge pública. Un sagnat indica que el teu estatus social o posició de lideratge es troba amenaçat. Amaga la por a "perdre la cara" o a patir una humiliació. La sang allibera la pressió interna de sentir que la teva posició s'ensorra.

Pregunta. Quina posició de poder, imatge o estatus social tinc por de perdre en aquest moment?

Pulmons — Ansietat

Sents que t'hi falta l'aire perquè el teu territori vital està envaït. L'asma és sovint un crit de socors per una protecció materna asfixiant o una por primària a la pèrdua de protecció. El teu sistema sent que no té permís per existir o per respirar lliurement per si mateix.

Pregunta. Qui o què m'està ocupant l'espai i no em deixa respirar per mi mateix? [Jung 1]

Sinusitis

L'olfacte és la primera línia de defensa per detectar perills. La sinusitis apareix quan perceps un "olor de perill", traïció o ambient tòxic. La inflamació bloqueja l'aire per protegir-te d'aquesta situació que perceps com a "pudent" i que et negues a ensumar.

Pregunta. Quina situació, ambient o persona de la meva realitat rebutjo ensumar perquè em resulta tòxica?

3. SISTEMA MÚSCUL-ESQUELÈTIC

Articulacions — Artritis

Conflicte. Simbolitzen la flexibilitat, el moviment i l'adaptació als canvis de direcció vitals. L'artritis s'associa a un conflicte de desvaloració pel desplaçament. Apareix quan et sents obligat a avançar cap a una direcció que no vols, o quan hi ha una forta rigidesa mental i resistència davant de canvis imposats. La inflamació i el dolor bloquegen el moviment com a forma de rebel·lió.

Pregunta. Contra quin canvi vital m'estic rebel·lant amb rigidesa i no vull cedir?

Braços — Tensió

Conflicte. Els braços són l'eina per abraçar, apropar els altres cap a nosaltres o, per contra, per allunyar-los. La tensió o el dolor als braços mostren un conflicte de contacte. Sovint significa que t'estàs obligant a donar o rebre un afecte no desitjat, o que hi ha una separació i sents frustració per no poder abraçar i protegir a algú important per a tu.

Pregunta. Quina abraçada estic donant per obligació o quin contacte desitjat se'm nega?

Cames — Rampes

Conflicte. Les cames són el motor de la fugida o de l'avançament ràpid cap a un objectiu. Les rampes paralitzen la musculatura sobtadament, indicant un conflicte on la teva fuita està bloquejada. Hi ha una por o una amenaça de la qual el teu instint vol escapar corrent, però una situació real o simbòlica t'impedeix fer-ho i et deixa aturat en sec.

Pregunta. De quina por, persona o situació vull fugir corrent, però em sento atrapat?

Columna — Hèrnia discal

Conflicte. La columna és el pilar central, i els discos són els amortidors entre les pressions de la vida. Una hèrnia apareix davant un conflicte de desvaloració cronificat. Sol representar un "doble front" impossible, sents la pressió extrema de mantenir-te recte a dues bandes (per exemple, complir amb l'amor familiar i l'èxit professional simultàniament). El disc cedeix perquè has superat el teu límit per suportar càrregues.

Pregunta. Quin dilema vital o excés de responsabilitat m'està partint literalment per la meitat?

Dents — Problemes

Conflicte. Les dents representen la capacitat de decisió ("agafar la presa") i la vitalitat per enfrontar-se a la vida. Els problemes dentals mostren una profunda incapacitat per "mossegar" un repte, per tallar d'arrel amb una situació tòxica o per prendre una decisió contundent. Indiquen indecisió crònica i falta de confiança per assumir el control del teu destí.

Pregunta. Quina decisió important o vincle no soc capaç de "mossegar" i tallar d'una vegada per totes?

Genolls — Dolor

Conflicte. El genoll és l'articulació que ens permet agenollar-nos, rendir-nos o avançar. A la biodescodificació, el dolor en aquesta zona denota un conflicte de submissió, obediència imposada o desvaloració davant de l'autoritat. Sents que t'obliguen a avançar o a cedir en alguna cosa que va contra el teu orgull, o bé experimentes emocions diàries que no saps gestionar adequadament.

Pregunta. Davant de qui o quina situació em nego a "arrodonir-me", doblegar-me o sotmetre'm?

Mandíbula — Bruxisme

Conflicte. El bruxisme o el fregament de les dents durant la nit és el reflex biològic d'una ràbia, frustració o agressivitat no expressada durant el dia. La mandíbula és la primera eina animal per mossegar o destruir un enemic. La pressió nocturna evidencia que tens ganes de "destruir" verbalment o de defensar-te, però te'n reprimeixes en estat conscient.

Pregunta. Quina ràbia profunda i no expressada tinc ganes de "mossegar" i atacar?

Músculs — Contractures a l'esquena

Conflicte. Representen una rigidesa emocional extrema davant d'una càrrega excessiva o una situació estressant. El teu cos sent que no pot o "no vol" carregar més pes vital i "congela" el moviment a través del dolor per obligar-te a parar. És una resposta del sistema nerviós davant l'estrès, la tristesa o la ira, on el múscul es tensa involuntàriament per bloquejar una acció que perceps com a perillosa o esgotadora.

Pregunta. Quina responsabilitat o canvi no vull assumir o em nego a moure en la meva vida? Que no vull moure o canviar? [Jung 3]

Ossos — Fractures repetitives

Conflicte. Els ossos representen l'estructura més profunda i estable: la teva identitat, les creences bàsiques, la família i la feina. Quan pateixes fractures repetitives, hi ha un conflicte de desvaloració molt fort. El teu subconscient percep que l'estructura que sosté la teva vida està amenaçada o s'està ensorrant, provocant que la "base biològica" cedeixi i es trenqui.

Pregunta. Quina base vital de la meva vida (família, parella o feina) sento que s'ensorra o que ja no em sosté?

Trapezis — Tensió cervical

Conflicte. Aquesta zona suporta literalment el pes del cap. La tensió reflecteix la càrrega de l'excés de responsabilitats familiars, econòmiques o laborals. Sents que "carregues el món" sobre les teves espatlles i que has de complir amb les expectatives dels altres, deixant de banda les teves necessitats. El cos t'avisa que la pressió és insuportable i que necessites delegar.

Pregunta. Quin pes emocional, expectativa o responsabilitat dels altres estic carregant sobre les meves espatlles? Quin pes emocional porto sobre espatlles?

4. SISTEMA NERVIÓS/CAP

Ansietat nocturna

Conflicte. Va un pas més enllà de l'insomni. El son representa una "mort simbòlica", el moment de màxima indefensió física i consciencial. L'ansietat nocturna i els atacs de pànic a la nit assenyalen un conflicte de vulnerabilitat extrema. El teu subconscient està terroritzat davant la idea de patir atacs invisibles i incontrolables mentre dorms. Sovint està connectat amb traumes antics de separació, pèrdues sobtades o situacions on et vas sentir totalment desprotegit.

Pregunta. Quin perill ocult temo que m'ataqui quan estic totalment indefens a la nit?

Esquena. Zona lumbar

Conflicte. La zona lumbar és la base de la teva columna, suporta el pes de tota la teva estructura i la gravetat. El conflicte es tradueix en un sentiment profund de carència de suport familiar, existencial o financer. Si et fa mal, sents que "no tens l'esquena coberta" i que has de sostenir-ho tot sol. S'associa a preocupacions econòmiques urgents o a sentir que els pilars de la teva supervivència estan fallant.

Pregunta. Quin pilar de suport bàsic (diners, estabilitat, família) sento que m'està fallant?

Fatiga crònica

Conflicte. És el fre d'emergència definitiu. Apareix quan has esgotat completament la teva energia intentant sobreviure en un entorn que perceps com a hostil, o donant en excés sense rebre res a canvi. El teu cos col·lapsa i la biologia pren el comandament ordenant "o pares, o mors". És l'aturada obligatòria davant d'una vida on l'estrès i el desgast han superat els límits de l'homeòstasi.

Pregunta. En quin aspecte estic esgotant la meva vida i per què necessito aturar-me ara mateix? [Jung 1]

Fibromiàlgia

Conflicte. Segons la biodescodificació, no és només dolor, sinó una síndrome compost per múltiples conflictes de desvalorització i d'impotència. És la rebel·lió absoluta del cos contra "obligacions" o vides no desitjades. Sents que has de sostenir càrregues familiars i lleialtats tòxiques (sovint heretades), i que no tens els recursos per escapar d'una situació o d'un lloc on et sents atrapat i incapaç de fer un canvi real.

Pregunta. Quina obligació, rol o vida rebutjo profundament, però em sento totalment incapaç de canviar?

Insomni

Conflicte. El son profund requereix abaixar la guàrdia i confiar. L'insomni és un mecanisme biològic de supervivència, el teu cervell percep un perill i t'obliga a mantenir-te alerta i despert per protegir-te. Aquesta hipervigilància prové de rumiar conflictes no resolts, por al futur o sentiments profunds de culpa i inseguretat. Inconscientment, sents que "si et relaxes i t'adorms, pot passar alguna cosa terrible" o que "hi ha una tasca vital pendent".

Pregunta. Quina amenaça o conflicte rumio quan hauria de dormir que m'impedeix abaixar la guàrdia? [Jung 2]

Mal de cap — Frontal

Conflicte. El cap representa la lògica, el control i la teva connexió amb els pensaments. El dolor frontal sorgeix per una sobrecàrrega intel·lectual i un excés de pensaments obsessius. "Penses massa" intentant trobar solucions lògiques a problemes emocionals. Et sents estressat, hipervigilant i sents que la vida és "massa exigent". El dolor al front és literalment el pes mental de l'excés de control o d'estar constantment rumiant preocupacions sense poder desconnectar el cervell analític.

Pregunta. Què em pesa al cap dia a dia que intento controlar mentalment sense èxit? [Jung 3]

Migranya

Conflicte. A diferència del mal de cap comú, la migranya combina el dolor amb una pressió explosiva, sovint amb fotofòbia i nàusees. Amaga una frustració profunda, sovint de caràcter sexual, intel·lectual o creatiu, que no pots alliberar. Indica un conflicte d'injustícia que has suportat en silenci i que et genera ràbia continguda i culpa. La pressió interna es torna tan insuportable que el teu cos t'obliga a tancar-te a les fosques perquè aturis el món i "deixis de callar".

Pregunta. Quina pressió vital o injustícia inconfessable no suporto més i em guardo per a mi?

Vèrtebres cervicals

Conflicte. Les cervicals suporten el cap i permeten la mobilitat per mirar al teu voltant i canviar de direcció. El dolor o la rigidesa (torticoli) reflecteixen la negació a "girar el coll" per mirar cap a una direcció concreta. Generalment, simbolitza un conflicte d'inflexibilitat, no vols veure el que deixes enrere (un passat dolorós, una relació trencada) o et negues a acceptar un punt de vista diferent del teu en un conflicte actual.

Pregunta. Quina veritat dolorosa, persona o situació em nego a mirar de cara o deixant-la enrere?

5. SISTEMA CARDIOVASCULAR

Anèmia

Conflicte. La sang vehicula l'oxigen, per tant, és el fluid que ens manté vius. L'anèmia manifesta un profund conflicte de desvaloració existencial. Apareix quan, d'una manera inconscient, el teu cos et qüestiona el teu propi valor i sent que "no és digne de viure la vida" o de gaudir de la vitalitat. És molt freqüent quan es viuen pèrdues de vincles molt lligats a la identitat pròpia o s'experimenta un sentiment de culpa que buida completament l'energia interior.

Pregunta. Davant de quina pèrdua o culpa familiar he sentit que no soc prou valuós o digne de viure plenament?

Cor

El cor és el nostre motor biològic i emocional, el que marca el ritme de la vida i del que sentim. Quan el seu batec es descontrola, no només ens parla de tensió física, sinó també d'una alteració interior profunda relacionada amb la por de perdre el nostre espai vital o emocional.

Arrítmies. Representen un conflicte de territori i pèrdua d'espai emocional. El cor batega de manera irregular perquè el sistema percep que ha de mantenir-se alerta, preparat per lluitar o fugir davant d'una amenaça simbòlica, una situació laboral o familiar on sents que el teu lloc no és segur o que pots ser desplaçat. Aquesta hipervigilància inconscient desgasta el teu motor intern i trenca el ritme natural de la vida.

Pregunta. Qui o quina situació m'obliga a mantenir-me en alerta constant, com si hagués de defensar el meu espai dia rere dia?

Angina

Conflicte. L'angina és l'avantsala de l'infart i indica que les artèries coronàries redueixen el flux de sang (vitalitat) per falta de territori emocional sòlid. Sorgeix davant d'un xoc extrem on literalment el cor queda "trencat". Això passa arran d'una pèrdua inassolible, una traïció amorosa molt dolorosa o una derrota rotunda en allò que consideraves exclusivament teu (parella, empresa familiar). El cor es contrau perquè la vida s'ha buidat de sentit.

Pregunta. Quina pèrdua emocional, traïció o dolor profund em va trencar literalment el cor en mil trossos?

Taquicàrdia. Expressa un conflicte directe de persecució o d'amenaça emocional imminent. El cor accelera perquè l'instint més antic —el de supervivència— interpreta que ha d'actuar immediatament per protegir-se. És com si dins teu hi hagués una alarma biològica activada, preparant-te per córrer o lluitar per conservar el teu lloc o el teu valor personal. La taquicàrdia és el reflex físic de viure amb l'angoixa de "ser caçat" o "perdre-ho tot".

Pregunta. De quina persecució o amenaça emocional estic fugint sense aconseguir aturar-me per respirar en pau?

En ambdós casos, el cor ens parla d'un excés d'alerta, d'una necessitat inconscient de control o defensa de l'espai vital. Recuperar la calma significa reconnectar amb la seguretat interna, confiar en el teu dret legítim a existir i ocupar el teu lloc sense necessitat de lluitar.

Hemorroides

Conflicte. Les hemorroides són venes varicoses al final del tram digestiu. Es vinculen a la incapacitat d'eliminar definitivament un passat dolorós, "brut" o vergonyós. La inflamació bloqueja la sortida natural perquè, tot i el dolor, el teu subconscient no vol o té molta por de deixar anar el que és vell per enfrontar-se al futur. És un conflicte d'identitat on et negues a perdonar o "deixar anar" antigues frustracions.

Pregunta. Quina situació del passat, dolor o problema emocional em nego a perdonar, soltar i eliminar definitivament?

Hipertensió

Conflicte. La hipertensió és una "olla de pressió" emocional que amaga sobrecàrrega, amuntegament o ràbia reprimida. Sents massa gent, problemes o exigències envaint el teu espai vital sense poder expressar-ho o dir "prou".

El cos reacciona augmentant la pressió arterial per expulsar instintivament aquesta invasió: el cor bombeja més fort, les artèries es contreuen com si volguessin trencar obstacles. Reflecteix un gran sentit del deure i necessitat de control, on la tensió permanent es converteix en pressió interna literal.

Pregunta. Quina persona, situació o ràbia acumulada intento expulsar del meu espai sense aconseguir-ho, fent que la pressió dins meu creixi en silenci?

Quan reconeixes aquesta dinàmica i poses límits, la sang flueix equilibrada i el cos es relaxa naturalment.

Varius / Venes varicoses

Conflicte. Les venes retornen la sang "bruta" cap al cor i els pulmons perquè es purifiqui. Les varius reflecteixen que la teva "sang" (que simbolitza la vida, l'alegria i l'energia familiar) no flueix amb naturalitat, sinó que està literalment estancada i pesant. Denota un conflicte de sobrecàrrega on sents que estàs aturat en un mateix punt, obligat a aguantar situacions domèstiques o laborals que odies, on la teva pròpia llibertat vital es troba retinguda i lligada.

Pregunta. En quin aspecte de la meva vida sento que he perdut l'alegria de viure i m'he quedat totalment estancat?

6. SISTEMA ENDOCRÍ/REPRODUCTOR

Adrenalina — Excés

Conflicte. La secreció excessiva d'adrenalina indica que el cervell reptilià percep un perill imminent, invisible i constant. És l'estat d'alerta permanent davant d'una amenaça real o imaginària que el teu cos sent que pot atacar en qualsevol moment. Sovint, es relaciona amb el fet de viure en un entorn que es percep com a tòxic o insegur, preparant el cos per a una emergència que no acaba de concretar-se mai.

Pregunta. Quin perill invisible o incontrolable percep el meu cos constantment que m'impedeix relaxar-me i confiar en el meu entorn? [Jung 2 — Pregunta de la por que no vols enfrontar]

Ovaris — Quists

Conflicte. Els ovaris són el centre de creació i reproducció femenina. La presència de quists assenyala un conflicte relacionat amb la reproducció, la pèrdua i la seducció. Pot significar una profunda desvaloració per no sentir-te capaç d'atreure una parella per formar un "niu", o bé respondre a la por de no poder tenir fills. També pot ser l'intent biològic de "rejovenir" i augmentar els estrògens per substituir una pèrdua dolorosa (un avortament, un fill que marxa, o fins i tot una mascota molt estimada).

Pregunta. Quina pèrdua afectiva intento substituir o per què sento que no soc capaç de formar un niu o atreure una parella?

Pròstata

Conflicte. Aquesta glàndula és fonamental per a la fertilitat i l'energia masculina. Els problemes de pròstata amaguen un conflicte de masculinitat amenaçada o qüestionada. Sorgeix en homes que, de forma conscient o inconscient, senten que ja "no són prou homes", que han perdut el seu estatus de patriarca o proveïdor (per exemple, arran de la jubilació o problemes financers), o que pateixen situacions denigrants o d'impotència amb les seves parelles on no poden afirmar la seva autoritat.

Pregunta. Davant de qui o quina situació vital (feina, edat, parella) sento que la meva masculinitat o rol de proveïdor està amenaçat?

Suprarenals

Conflicte. Aquestes petites glàndules segreguen hormones de l'estrès (cortisol, adrenalina) per fer front a perills imminents. Quan s'esgoten, hi ha un conflicte d'estrès vital crònic i prolongat. Representa haver mantingut una "lluita constant sense fi", on has estat lluitant contra l'entorn durant molt de temps sentint que mai pots abaixar la guàrdia o vèncer del tot, com si portessis una vida de guerra diària ininterrompuda.

Pregunta. Quina lluita vital i esgotadora he estat mantenint contínuament i no aconsegueixo finalitzar mai?

Testicles

Conflicte. Són l'origen principal de la testosterona, la força vital masculina. El dolor o l'afectació en aquesta zona reflecteix una qüestió directa sobre la potència vital, la força o el llegat. Sovint es vincula a un conflicte de pèrdua (com la mort d'un fill o un projecte considerat un "fill") o a una desvalorització profunda relacionada amb el vigor sexual i la capacitat de tirar endavant reptes molt pesats on sents que has "perdut la teva força".

Pregunta. Quina pèrdua dolorosa o fracàs profund m'ha fet sentir que he perdut la meva potència o vigor com a home?

Tiroides — Hipotiroïdisme

Conflicte. La glàndula tiroide actua com el rellotge biològic i el motor del metabolisme. L'hipotiroïdisme (un metabolisme lent) respon a un conflicte de frustració amb la velocitat vital o el temps. El teu subconscient vol literalment "frenar el temps" o "alentir" la vida, sovint per la por que allò que ha d'arribar en el futur serà pitjor que el present, o per un excés de cansament davant d'una vida on sempre vas a contrarellotge sense arribar a tot.

Pregunta. Quin aspecte de la meva vida o esdeveniment futur em genera tanta frustració que desitjo aturar el temps?

Acne

Conflicte. L'acne implica els porus i el greix de la pell en el context de la identitat i la imatge. Respon a un conflicte de desvalorització estètica on el subconscient se sent tacat, "brut", jutjat o rebutjat (especialment per part d'altres adolescents o figures d'autoritat). Apareix sovint a la cara per intentar mantenir allunyats els altres i evitar el contacte per por de no ser acceptat, amagant un conflicte identitari propi de la transició a la maduresa.

Pregunta. Quina crítica, judici o situació em va fer sentir "brut" o estèticament rebutjat quan començava a buscar contacte social?

Caiguda cabell (Alopècia)

Conflicte. Els cabells simbolitzen la força, la protecció i l'arrelament al clan. La caiguda severa i sobtada dels cabells amaga sempre un conflicte molt estressant de separació. És la reacció biològica davant la pèrdua d'un vincle fonamental que actuava com a protector, un desarrelament profund patern o matern, o el dolor de sentir-te completament desprotegit davant del món quan perds el teu "escut". L'alopècia revela la por a estar separat de la "manada" o de les arrels.

Pregunta. Quina separació dràstica, pèrdua protectora o arrel familiar m'ha deixat sentint-me totalment desprotegit?

Èczema

Conflicte. Aquesta afecció apareix exactament quan resols o "soluciones" un conflicte de separació. Generalment, sorgeix quan hi ha hagut una separació dràstica amb algú a qui s'estima i, posteriorment, es produeix un retrobament. De forma alternativa, pot indicar un "contacte no desitjat" persistent en la fase activa, on sents que l'actitud o el contacte (físic o emocional) d'algú literalment "et crema la pell" i vols establir un límit de distància.

Pregunta. Quin retrobament acabo de viure o quin contacte no desitjat sento que literalment em crema la pell?

Herpes

Conflicte. Aquesta erupció dolorosa indica sempre un conflicte de separació viscuda com quelcom cremant i abrasiu. L'herpes labial apareix quan vols "besar" i ja no pots, o quan hi ha paraules amargues de separació. L'herpes genital assenyala una separació íntima on el contacte amb una altra persona ara es viu com una agressió o un "sentiment de culpa" i brutícia. La pell adverteix que el record del contacte separat encara cou.

Pregunta. Quina separació o manca de contacte (íntim o afectiu) sento que m'abrasa i em crema el cor?

Malalties autoimmunes

Conflicte. Les malalties autoimmunes són el cos atacant-se a si mateix, el conflicte màxim de l'autoagressió. Darrere de casos que he acompanyat hi havia una culpa antiga —un fet del passat del qual la persona es feia responsable de manera totalment irracional— o una autoexigència tan extrema que havia acabat convertida en autoagressió biològica. El sistema immunitari no distingeix entre l'enemic extern i el mateix teixit quan la persona fa massa temps que és el seu pitjor enemic.

Pregunta. On i quan vaig aprendre a considerar-me el meu propi enemic? Quina culpa antiga porta el meu sistema immunitari atacant-me des de dins?

Psoriasi

Conflicte. La pell és l'òrgan de contacte que delimita les nostres fronteres amb el món. La psoriasi representa un conflicte profund de separació i contacte no desitjat. D'una banda, desitges trencar i separar-te d'algú que sents que t'agredeix o no et protegeix (sovint associat a la figura paterna). D'altra banda, et sents atrapat i incapaç d'aconseguir-ho. Com a resposta, el cos accelera la producció de cèl·lules per crear una "cuirassa" d'escames que et protegeixi biològicament de l'entorn.

Pregunta. De quina persona, entorn o figura d'autoritat em vull desfer de manera desesperada, però no puc? [Jung 4]

Urticària

Conflicte. A diferència d'altres problemes de la pell, la urticària es vincula a un conflicte de separació sumat a una sensació d'agressió. El subconscient percep un atac simbòlic o invisible a la teva integritat (pot ser una crítica, un insult, un gest desagradable o una amenaça en el teu entorn). És una irritació sobtada perquè "algú t'ataca sense que puguis veure-ho" o sense que t'hagi tocat físicament, generant una reacció de rebuig.

Pregunta. Quina persona, crítica o paraula enverinada estic percebent com un atac invisible o amenaça a la meva integritat?

Alcohol

Conflicte. El consum d'alcohol s'associa a un conflicte de "desinfecció" i fugida d'una realitat insuportable. Representa la necessitat inconscient de netejar o cremar una realitat interior que perceps com a bruta, tòxica o dolorosa. Sovint amaga carències profundes d'afecte, traumes no resolts o un desig de reparar mancances vinculades a la figura paterna o materna (buscant protecció o evadint agressions). L'embriaguesa anestesia la ment per no haver de fer front a ferides o relacions turbulentes que, en estat de lucidesa, es perceben com a devastadores.

Pregunta. Quina realitat interior "tòxica", ferida del passat o falta d'amor vull desinfectar i anestesiar bevent?

Drogues -Cocaïna

Conflicte. La cocaïna representa un conflicte de rebuig o desvalorització profunda, sovint lligat a la figura paterna o a una necessitat de sentir-se "poderós" i reconegut. És un intent inconscient d'anestesiar el dolor de no sentir-se prou valuós, estimulant un èxit il·lusori i recuperant una "puresa" perduda. El seu consum compulsiu amaga la por a fallar o ser rebutjat, convertint-se en un fals escut contra la baixa autoestima i la pressió per demostrar-se. A Espanya, és una de les drogues més tractades per la seva alta disponibilitat i puresa creixent.

Pregunta. De quin rebuig paternal o sentiment d'inutilitat vull escapar estimulant-me per sentir-me invencible?

Drogues (Marihuana, Heroïna)

Conflicte. A escala general, qualsevol droga representa la fugida d'una realitat dolorosa que no pots afrontar sense l'amor incondicional (sovint relacionat amb l'absència o el rebuig de la mare o el pare). Segons la substància, el matís canvia, la marihuana busca la connexió i seguretat relaxant de la "mare terra" davant d'una desconnexió identitària, i l'heroïna amaga la profunda frustració de no sentir-se prou valuós ni reconegut.

Pregunta. De quina realitat dolorosa, falta d'amor o rebuig familiar vull fugir anestesiant-me completament?

Hipnosedants (Benzodiazepines)

Conflicte. Els hipnosedants representen un conflicte d'angoixa extrema i necessitat d'apagar una realitat insuportable d'ansietat o insomni. Són un intent inconscient de silenciar el soroll intern —por, estrès o traumes— que no es pot afrontar sense anestèsia química. A Espanya, lideren el consum europeu, amb tendència creixent (fins a 6,4% en noies joves), sovint sense recepta, amagant manca de seguretat emocional i dependència de "pastilles salvadores" per dormir o calmar-se.

Pregunta. Quina angoixa interior o insomni emocional estic intentant apagar químicament per no haver d'enfrontar-me a la meva pròpia veu?

Joc (Ludopatia)

Conflicte. La ludopatia és un conflicte profund de risc vital i necessitat de control davant la incertesa existencial. Apostar compulsivament reflecteix la por de perdre-ho tot —diners, estatus o seguretat— i un intent desesperat de recuperar poder mitjançant el "joc de l'atzar", on es busca una adrenalina que substitueixi el buit emocional. A Espanya, és l'addicció comportamental més tractada, especialment entre joves i adolescents, amb més de 75.000

casos i un augment explosiu del joc en línia (13% dels estudiants de 14-18 anys), generant deutes i trastorns associats. És un crit del subconscient per "guanyar" amor, reconeixement o estabilitat perduda.

Pregunta. Quina por a perdre-ho tot o quin buit de control vital estic intentant omplir amb l'atzar i el risc?

Menjar compulsiu

Conflicte. Menjar de manera descontrolada no respon a una fam física, sinó a una fam purament emocional o transgeneracional. Mastegar i empassar compulsivament és l'intent de saciar el buit, l'ansietat, l'avorriment o la profunda solitud afectiva. Molts cops s'activa el programa biològic de "por a morir de fam", una memòria heretada d'avantpassats que van patir carències reals (postguerra), i que el teu cos manifesta acumulant reserves per calmar la por a no tenir amor o protecció maternal.

Pregunta. Quin buit interior, soledat profunda o memòria ancestral de carència estic intentant omplir amb el menjar?

Mòbil/Xarxes Socials

Conflicte. L'addicció digital oculta un gran conflicte de solitud, desconnexió i necessitat de pertinença. Quan busques compulsivament el contacte virtual, estàs fugint d'un entorn real que et resulta insatisfactori, fred o perillós. El mòbil actua com un "territori segur" i un "niu digital" on pots obtenir petites dosis de dopamina i atenció il·lusòria que no trobes en el teu dia a dia. Et connectes a la pantalla perquè et fa pànic enfrontar-te al silenci interior i a l'aïllament del món real.

Pregunta. De quina soledat real fujo i quin niu o territori segur estic buscant desesperadament a la pantalla?

Tabac

Conflicte. Fumar està profundament lligat als pulmons i, per tant, a la respiració i al territori. Indica un conflicte on sents que el teu espai vital està envaït o amenaçat i sents que "et falta l'aire". Necessites oxigenar-te i crear una "boira" o pantalla de fum al teu voltant per mantenir la distància amb els altres, protegir-te i delimitar el teu propi espai. El cigarret esdevé aquell instant robat on pots respirar tot sol perquè, en el fons, et sents presoner de la teva pròpia vida.

Pregunta. Quin territori, obligació o persona m'ofega tant que necessito crear fum per alliberar-me i respirar?

Cap símptoma d'aquí és una condemna. Cadascun és una porta. I les portes s'obren si tens la clau.

432 Hz.(Ones de so)

Freqüència sonora utilitzada en els àudios del mètode HipnoSI per facilitar la transició del sistema nerviós del mode simpàtic («lluita o fugida») al mode parasimpàtic («reparació i integració»).

Administrador del Sistema

Terme que designa l'estat mental en què la persona recupera el control conscient sobre els seus patrons subconscients. L'objectiu final del mètode **HipnoSI** és passar de ser un usuari passiu a ser el gestor actiu del mateix cervell.

Ancoratge ⚓

Estímul condicionat (gest, paraula, respiració) que activa un estat emocional o mental determinat de forma immediata. S'instal·la durant el trànsit hipnòtic i s'activa posteriorment a la vida quotidiana. Exemples quotidians, de vegades fem coses perquè les tenim ancorades sense saber-ho – tan bones (somriure en sentir música preferida) com dolentes (ansietat en veure una factura).

Autohipnosi Estratègica

Modalitat d'autoinducció hipnòtica estructurada amb un objectiu específic prèviament definit. Es diferencia de la relaxació general en la seva intencionalitat terapèutica i la incorporació del **CODI ARA**.

Benefici Secundari

Funció protectora oculta que el subconscient obté d'un símptoma o bloqueig. Mentre existeixi un benefici secundari actiu, qualsevol intent de canvi superficial fracassarà.

Biodescodificació

Disciplina complementària que interpreta els símptomes físics com a respostes biològiques a conflictes emocionals no resolts. Basada en les aportacions del Dr. Ryke Geerd Hamer i el Dr. Christian Flèche.

Bisturí de Jung

Nom que l'autor utilitza per referir-se al conjunt de les cinc preguntes junguianes de poder, que operen com a eina diagnòstica per identificar l'ombra i els beneficis secundaris.

CODI ARA

Protocol de reprogramació subconscient en cinc passos creat per Jordi Lloberas en el marc del mètode HipnoSI. S'aplica durant el trànsit hipnòtic per instal·lar nous patrons de conducta i pensament de forma duradora.

Factor Crític

Filtre mental situat entre la ment conscient i el subconscient que analitza, jutja i rebutja qualsevol informació nova que contradigui les creences ja instal·lades. Equivalent funcional d'un tallafoc -*barrera*- de seguretat informàtica. La hipnosi opera desactivant-lo temporalment.

Freqüències Theta (4–7 Hz.)

Ones cerebrals associades a l'estat hipnagògic i al trànsit hipnòtic profund. En aquest rang de freqüència es produeix la màxima receptivitat del subconscient i el potencial més gros de reprogramació neuronal.

HipnoSI
Mètode terapèutic integratiu, creat per *Jordi Lloberas* que combina hipnosi Ericksoniana, autohipnosi, neurociència aplicada, biodescodificació i freqüències d'àudio terapèutiques. La sigla SI respon a **Sistemàtica Integrativa** i alhora, és una declaració d'intenció, dir «sí» al canvi mitjançant la hipnosi.

Homeòstasi
Tendència biològica del sistema nerviós a mantenir l'equilibri conegut, fins i tot quan aquest equilibri és perjudicial. Mecanisme que explica l'autoboicot i la resistència inconscient al canvi.

Inducció
Procés guiat —verbal, sonor i respiratori— que condueix la ment cap de l'estat de vigília a l'estat de trànsit hipnòtic. Pot ser directa (ordres clares) o indirecta (suggeriments Ericksonians).

L'Elefant i el Genet

Metàfora de Jonathan Haidt adaptada al mètode HipnoSI per il·lustrar la relació entre el subconscient (l'elefant, que té el 95% del control) i la ment conscient (el genet, només el 5% del control).

L'Ombra (Junguiana)

Concepte de Carl Gustav Jung que designa la part de la personalitat que l'individu renega, amaga o projecta en els altres. Treballar l'ombra és prerequisit infranquejable per a qualsevol transformació profunda.

Presó Neuronal

Estat de bloqueig en què la persona es troba atrapada per patrons subconscients repetitius que percep com a inevitables. Primer concepte que s'aborda a la Fase 1 del mètode.

Programari maliciós - Malware- Mental

Terme metafòric del mètode HipnoSI per descriure les creences limitants, els patrons tòxics i els programes heretats que operen de forma automàtica al subconscient en detriment del benestar de la persona.

Script (Guió Hipnòtic)

Text estructurat que l'especialista en hipnosi —o la persona en autohipnosi— utilitza per introduir suggeriments terapèutics durant el trànsit. Al mètode HipnoSI, els guions es personalitzen en funció del programari maliciós identificat.

Trànsit Hipnòtic

Estat alterat de consciència caracteritzada per una relaxació muscular profunda, una atenció focalitzada i una receptivitat elevada del subconscient. No és dormir, és un estat d'hiperatenció dirigida cap a l'interior propi.

Diari de 21 Dies

Protocol de consolidació del mètode HipnoSI que es desenvolupa al capítol 11. Basat en la neuroplasticitat i en el principi que el cervell necessita un mínim de 21 dies de repetició per consolidar nous camins neuronals.

REFERÈNCIES BIBLIOGRÀFIQUES I FONTS

FONAMENTS DE LA NEUROCIÈNCIA I LA PSICOLOGIA

- Freud, S. (1915). Lo inconsciente. En Obras Completas, Vol. XIV. Amorrortu Editores (edició en castellà, 1979).
- MacLean, P. D. (1990). The Triune Brain in Evolution: Role in Paleocerebral Functions. Plenum Press, Nova York.
- Haidt, J. (2006). The Happiness Hypothesis: Finding Modern Truth in Ancient Wisdom. Basic Books, Nova York. (Traducció al castellà: La hipótesis de la felicidad. Gedisa, 2010)
- Haidt, J. (2012). The Righteous Mind: Why Good People are Divided by Politics and Religion. Pantheon Books, Nova York.
- Duhigg, C. (2012). The Power of Habit: Why We Do What We Do in Life and Business. Random House, Nova York. (Traducció al castellà: El poder de los hábitos. Urano, 2012)
- Fogg, B. J. (2019). Tiny Habits: The Small Changes That Change Everything. Houghton Mifflin Harcourt, Nova York. (Traducció al castellà: Hábitos mínimos. Ariel, 2020)
- Taylor, J. B. (2006). My Stroke of Insight: How I Recovered My Mind After Seeing My Brain on the Wrong Side. Viking Press. TED Talk (2008): “My stroke of insight”.

HIPNOSI ERICKSONIANA I TERÀPIA

- Erickson, M. H., Rossi, E. L. i Rossi, S. I. (1976). Hypnotic Realities: The Induction of Clinical Hypnosis and Forms of Indirect Suggestion. Irvington Publishers.
- Erickson, M. H. i Rossi, E. L. (1979). Hypnotherapy: An Exploratory Casebook. Irvington Publishers.
- Yapko, M. D. (2012). Trancework: An Introduction to the Practice of Clinical Hypnosis (4a ed.). Routledge.
- Erickson, M. H. (1980). The Collected Papers of Milton H. Erickson on Hypnosis (Vols. 1-4). Irvington Publishers.
- Gilligan, S. G. (2012). Generative Trance: Third Generation Hypnotherapy.
- Elman, D. (1964). Hypnotherapy. Westwood Publishing.
- Hartland, J. (1971). Medical and Dental Hypnosis. Baillière Tindall.
- Rosen, S. (1982). My Voice Will Go With You: The Teaching Tales of Milton H. Erickson. W. W. Norton.

PSICOLOGIA PROFUNDA I MÈTODE JUNGUIÀ

- Jung, C. G. (1964). El hombre y sus símbolos. Luis de Caralt Editor / Paidós, Barcelona.
- Jung, C. G. (1934). Sobre los arquetipos del inconsciente colectivo. En Obra Completa, Vol. 9/I. Editorial Trotta, Madrid.
- Fromm, E. (1941). El miedo a la libertad. Paidós Ibérica, Barcelona. (Edició original. Escape from Freedom. Farrar & Rinehart, Nova York)

BIODESCODIFICACIÓ I MEDICINA BIOLÒGICA

- Hamer, R. G. (1987). La Ley de la Curación. Amici di Dirk Ediciones.
- Flèche, C. (2001). Descodificación Biológica de las Enfermedades: Manual práctico. Le Souffle d'Or / Obelisco.
- Flèche, C. i Laplante, M. (2009). El cuerpo como herramienta de curación. Obelisco.

NEUROPLASTICITAT I CANVI DE CONDUCTA

- Dispenza, J. (2012). Deja de ser tú. La mente crea la realidad. Urano.
- Doidge, N. (2007). The Brain That Changes Itself. Viking Press.
- Lipton, B. H. (2005). The Biology of Belief. Unleashing the Power of Consciousness, Matter and Miracles. Mountain of Love Productions.

FREQÜÈNCIES I NEUROACÚSTICA

- Horowitz, L. (1999). Healing Codes for the Biological Apocalypse. Tetrahedron Publishing Group.
- Calamaro, F. (2024). Neuromúsica (cerebro, ciencia y arte). Plataforma Editorial. Explora com la música construeix estructures neuronals i modula bioquímica emocional.
- Dubey, S. et al. (2019). "Effect of 432 Hz Music on Sleep Latency and EEG Alpha Activity". Estudi que mostra reducció de latència de son i augment d'ones alfa frontals amb 432 Hz.
- Thaut, M. H. (2005). "The Future of Music in Therapy and Medicine". Annals of the New York Academy of Sciences, 1060(1), 303-308. Fonaments de Musicoteràpia Neurològica (NMT) i neuroplasticitat sonora.
- Verny, T. (2023). The Magic of the Brain: Music, Consciousness and Healing. Connexió entre freqüències, ones cerebrals i curació emocional (adaptat a neuroacústica moderna).

EPÍLEG: EL TEU NOU RUMB

Has arribat al final d'aquest mapa, però el viatge real comença ara.

Al llarg d'aquestes pàgines hem obert el capó del teu sistema operatiu. Has entès que no ets "feble" ni et falta "voluntat", simplement, el teu pilot automàtic executava coordenades obsoletes, rutes de seguretat que et van servir en el passat, però que avui t'encallen.

Vestint l'uniforme de Policia -Mosso d'Esquadra he investigat el caos aliè al carrer mentre, en les meves hores lliures, posava ordre a les ments a hipnosi.cat i la pitjor presó que he vist mai no té reixes de ferro, és la creença que "jo soc així i no puc canviar". Això és mentida, i tu ara saps com desmuntar-la, ja tens les eines necessàries.

La hipnosi no és un joc ni una pèrdua de consciència. És ciència, enginyeria inversa per entrar al teu interior i escriure el teu **CODI ARA**. Aplica'l, equivoca't, queda't adormit el primer dia, distreu-te cent cops... però torna a seure, ajusta la respiració i parla clar amb el teu elefant. El teu subconscient t'està esperant perquè li donis una nova ordre, més amable, més potent i més sana.

Vols anar més de pressa?

La reprogramació profunda és una tasca de precisió quirúrgica. El pilot automàtic que et guia a diari té guions de protecció gravats des de la infància, o nusos massa estrets que requereixen una intervenció manual externa. Si sents que el teu símptoma és massa complex per esborrar-lo en solitari, no lluitis aquesta batalla sol.

NOTA:

Els noms i detalls identificatius han estat modificats per preservar la confidencialitat dels clients, d'acord amb la normativa de protecció de dades vigent (RGPD, Reglament UE 2016/679).

Les tècniques descrites en aquest manual combinen l'experiència hipnoterapèutica de l'autor amb els marcs teòrics dels autors citats. L'autor no pretén representar ni interpretar les obres originals d'aquests autors completament.

“Si algú et diu que no pots, que no ets capaç de fer quelcom, t'està mostrant els seus límits, no els teus”.

— Anònim

DADES TÈCNIQUES

1. El material digital (Codis QR)

Al llarg dels capítols trobaràs codis QR. No són un complement opcional, són part del mètode HipnoSI. Contenen àudios gravats a la freqüència de 432 Hz. per facilitar l'entrada en trànsit hipnòtic. Assegura't de tenir un lector de codis QR a mà —els telèfons mòbils en tenen integrats — i uns auriculars de qualitat. Fes la prova i escaneja aquest QR, si no saps fer-ho continua llegint.

https://hipnosi.cat

També pots fer clic al damunt del codi QR per accedir.

Android. Obre la càmera i apunta al QR 2-3 segons. Si no el detecta, obre Google i usa la icona de Google Lens a la barra de cerca.

iPhone. Obre la càmera, apunta al QR i clica la notificació que apareix a dalt. (iPhone 6 i iOS 11 en endavant)

Gràcies per llegir aquest llibre, espero que en treguis profit i que hagis gaudit la seva lectura.

Ha estat un plaer escriure'l per tu.

Vols posar-te en contacte amb l'autor?

Escriu a info@hipnosi.cat

LA LOGICA NO ATURA UN ELEFANT DE SIS TONES

Intentar canviar mitjançant la lògica és com voler buidar el mar amb una cullereta. El 95% de la teva existència és un corrent profund i silenciós que ignora completament els teus discursos motivacionals. La teva biologia funciona de forma autònoma, aliena als teus desitjos i a la teva supervisió conscient. Deixa de demanar permís al teu subconscient: la sobirania mental no es negocia amb bones paraules, s'imposa des del comandament. No tractis el dolor, descodifica'l.

Jordi Lloberas, membre del cos dels Mossos d'Esquadra des de 1992 i caporal des de 1997, sap millor que ningú que l'ordre no s'imposa amb permisos, sinó exercint l'autoritat correcta en el moment precís.

Més de tres dècades gestionant la conflictivitat humana en la seva realitat més crua li han donat una eina que la teràpia convencional no té: la disciplina mental. No és un llibre d'autoajuda. És un protocol d'intervenció ràpida dissenyat per superar el tallafoc mental i transformar des de l'arrel el que manté bloquejada la malaltia, l'addicció o la por.

«Vaig deixar de fumar en 3 sessions, després de 27 anys. Primer cop que cap tècnica em va funcionar de veritat.»
— Marc T., directiu, Barcelona

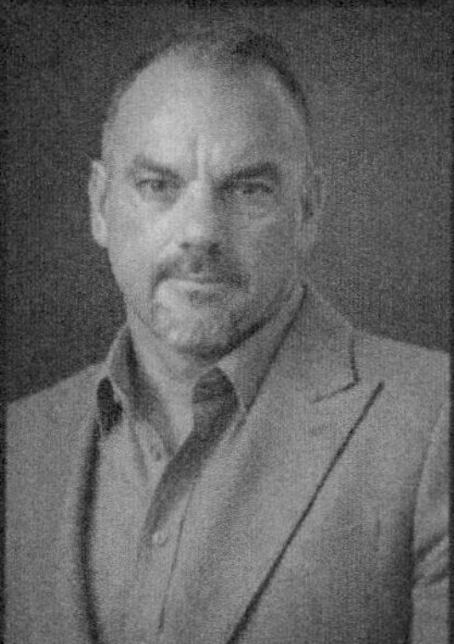

Made in the USA
Coppell, TX
04 November 2026

11206806R00130